마음모 코어 스트레칭

마즘모 코어

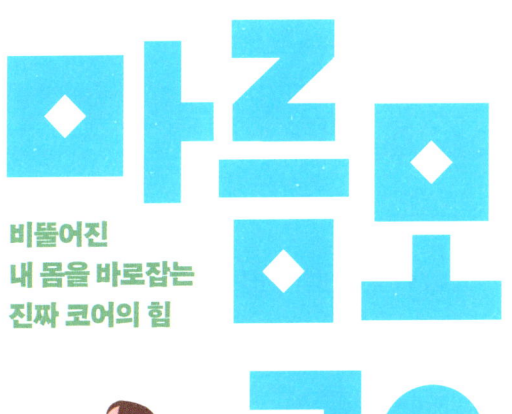

비뚤어진
내 몸을 바로잡는
진짜 코어의 힘

권혁미 지음

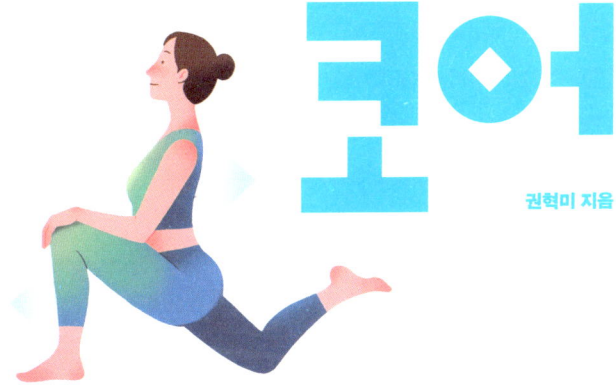

스트레칭

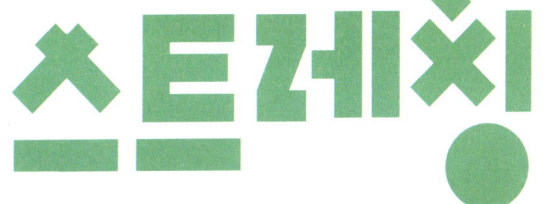

이론 × 움직임 × 영상으로 완성하는
12가지 체형 교정 프로젝트

판미동

차례

PART 4

마름모 코어 스트레칭으로 바른 움직임 만들기 심화

왜 마름모 코어인가?

우리가 흔히 말하는 '코어 운동'은 주로 복근과 같은 특정 근육군을 강화하는 데 집중되어 있습니다. 근육을 수축하거나 긴장시키면서 몸통을 안정화하고, 척추를 보호하며, 자세를 지탱하는 방식이라고 할 수 있습니다. 이러한 통념 속에서 코어는 '단단하게 조여야 하는 것'이라는 이해에 갇혀 있을 수밖에 없습니다.

'마름모 코어 스트레칭'은 전혀 다른 관점에서 출발합니다. 코어를 단순히 근육의 묶음이 아니라, 몸통 전체의 확장성과 공간성으로 보는 것입니다. 근육은 움직일 때뿐만 아니라, 우리가 가만히 서 있거나 앉아 있는 순간에도 쉼 없이 작동합니다. 근육은 뼈와 뼈를 이어 주는 역할을 하는데, 성장기에는 뼈가 길어지므로 계속해서 바깥으로 멀어지는 방향으로 근육을 팽팽하게 당겨 줍니다. 그래서 성장이 끝난 뒤에도 그 힘의 방향성을 우리 몸의 사용법으로 만들어 주어야 코어 공간의 압력을 유지할 수 있습니다. 그렇다면, 근육은 외부로부터 당겨지는 힘이 아니라 속에서부터 부풀어오르는 힘, 마치 공처럼 코어 공간이 안에서 팽창하는 힘이 필요하다는 결론에 이릅니다.

즉, 근육을 '조여서 잡는 코어'가 아니라, 사방으로 멀어지며 확장하는 몸통이 우리 몸의 진짜 코어입니다. 앞뒤와 아래위로 뻗어 나가는 마름모 형태의 에너지가 몸을 지탱하는 힘이 되는 것입니다. 이때 코어는 벽처럼 단단해지는 것이 아니라, 풍선처럼 빵빵하게 부풀어오르며 균형을 만들어 줍니다.

결국 마름모 코어 스트레칭은 우리가 당연하게 여겼던 '코어는 강화해야 하는 것이다.'라는 전제를 넘어, 코어를 '확장하고 열어 주는 공간'으로 재정의합니다. 근육의 결을 따라 쓰면서도, 단단히 쥐는 대신 유연하게 밀어내는 힘으로, 몸 안의 공간성을 회복하는 방법입니다. 더 나아가, 그 에너지를 온몸으로 연결하여 '스스로' 바른 체형과 움직임을 찾을 수 있도록 알려 줍니다.

통증, 내 몸이 가리키는 변화의 출발점

주위를 둘러보면 삶의 질이 떨어질 정도의 통증으로 힘들어하는 분들을 자주 보게 됩니다. 여러 병원을 방문해 보지만, 마음과는 달리 통증은 쉽사리 사라지지 않습니다. 최근에는 기대 수명이 늘어난 만큼 통증의 시간도 길어지게 됩니다.

나를 괴롭히는 통증은 여러 요인에서 발생합니다. 그중 '내 몸의 구조적인 문제' 때문에 발생하는 통증이 있습니다. 이런 경우 그 해답은 나에게 있습니다.

내 몸의 구조적인 문제 때문에 발생한 통증은 스스로 개선할 수 있어야 합니다. 그러나 대부분 자신의 몸이지만 이런 통증을 없애는 방법이 자신에게 있다고 생각하지 못합니다. 그래서 유명한 의사 선생님을 찾고 그분들에게 의지하게 됩니다.

삶의 질을 회복하고 싶다면 우리 몸의 구조적인 문제가 온 요인을 찾고 '바른 정렬 위치'로 되돌아가야 합니다. 신경 체계를 통해 근육에 정확한 명령을 내리고, 통증을 만들었던 움직임 순서와 방향을 수정해야 합니다. 근육의 결을 이해하고 본연의 방향대로 움직여 구조적인 문제를 개선해야 합니다. 움직일 때마다 내 근육을 결대로 사용하도록 명령을 내리고 위치를 수정하는 것입니다. 이 일은 결코 남이 해 줄 수 없는 영역입니다. 나 아닌 다른 사람이 의도를 가지고 내 근육을 움직이게 할 수 없기 때문입니다.

　저 또한 틀어진 골반과 허리 통증 때문에 다른 분의 도움을 받은 적이 있었습니다. 하지만 30분도 되지 않아 통증을 만들었던 그 자세로 되돌아가곤 했습니다. 도무지 고칠 방법이 없었습니다. 온몸의 불균형으로 파스와 진통제로 고통을 참아가며 춤을 췄습니다. 그러던 어느 날, 골반이 엎어져 있는 제 모습을 인지하게 되었습니다. 오른쪽 골반이 더 내회전되어 불균형을 갖고 있었습니다. 불균형하고 긴장되어 있는 감각을 좇다 보니, 움직일 때마다 오른쪽 엄지발가락이 제일 먼저 일하고 있다는 점도 발견하게 되었습니다. 몸통 또한 틀어져 있으니 척추도 제자리에서 벗어나 있었습니다. 거기에 엎어진 골반 때문에 쓰러지지 않기 위해 사선 위로 들고 있던 갈비뼈도 눈에 들어왔습니다. '이런 모습 때문에 내 움직임이 흔들렸고 각도가 맞지 않아 부상을 입었다.'는 것을 알게 되었습니다. 안정성이 떨어졌던 것도 과도하게 힘을 주고 있었기 때문임을 알게 되었습니다.

　여러분은 본인의 불편함과 통증이 어디에서 비롯되고 있는지 알고 있나요? 나이가 들어서 그렇다고 생각하는 분도 있을 겁니다. 또는 전혀 이유를 알 수 없다고 생각하는 분도 있을 겁니다. 사실 우리는 우리 몸에 대해 많이 알고 있지 못합니다.

내 몸의 현 상태를 파악하는 힘도 부족합니다. 나와 함께 평생을 같이 살아가는 '내 몸'이지만 문제가 생겼을 때 스스로 해결할 방법이 없습니다. 문제가 생기지 않도록 자세와 움직임의 기반이 되는 우리 몸을 구조적으로 견고하게 만드는 방법도 잘 알지 못합니다. 몸의 구조가 무너져서 오는 통증이 삶의 질을 떨어뜨리지만, 나아질 방법이 없다고 느낍니다. 거동이 불편해지다 보면, 마음까지 영향을 받게 됩니다.

'나의 몸'을 알아야 합니다. 구조적으로 바른 위치는 어떤 위치인지, 그리고 나는 그 기준에서 얼마나 벗어나 있는지 알아야 합니다. 습관처럼 자주 취하는 자세가 어떻게 내 몸을 무너지게 하는지 알아차리고, 그 움직임을 바꿔야 합니다. 또한 몸의 일부가 아닌 전신을 통합적으로 바라보는 힘을 길러야 합니다. 유기적으로 연결된 몸을 따로 떼어 생각하지 않고 전신을 한꺼번에 조율하는 힘을 길러야 합니다.

우리 몸의 바른 구조를 찾아서
– 마름모 형태인 근육의 결 되찾기

우리 몸은 큰 틀로 봤을 때 마름모 형태로 구성되어 있습니다. 몸통의 갈비뼈와 골반은 원형의 형태로 앞과 뒤의 몸 중앙

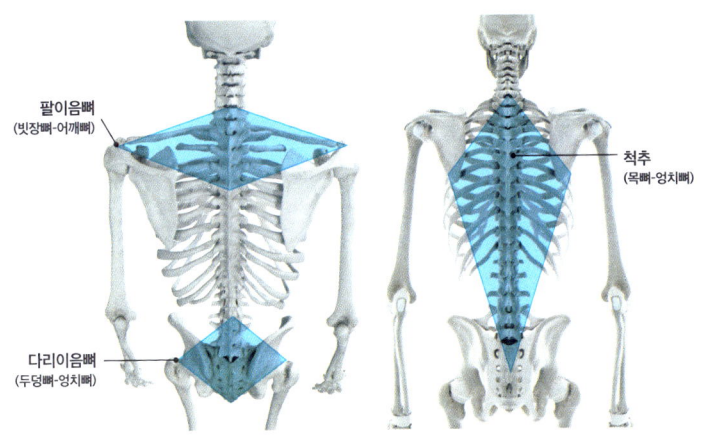

팔이음뼈
(빗장뼈-어깨뼈)

척추
(목뼈-엉치뼈)

다리이음뼈
(두덩뼈-엉치뼈)

수평 마름모와 수직 마름모

으로 연결됩니다. 이 원형의 구조 양옆에 팔이 붙고 다리가 붙습니다. 이것을 팔이음뼈(견갑대)와 다리이음뼈(골반대)라 합니다. 그래서 앞뒤 중앙과 양옆 꼭짓점을 연결하면 마름모 형태가 됩니다. 이 연결은 근육을 통해서 이뤄지는데, 실제로 몸통에 있는 대부분의 근육들이 몸 뒤쪽과 앞쪽의 중앙에서 시작하고, 양옆 위팔과 양쪽 엉덩관절(고관절)에서 끝이 납니다.

양손의 엄지손가락과 검지손가락을 맞대어 마름모 모양을 만들어 볼까요? 마름모는 네 개의 꼭짓점이 서로 긴장 속에서 균형을 이루며 안에서 바깥으로 힘을 밀어냅니다. 이 단순한 손동작은 우리 몸의 중심 구조를 상징적으로 드러냅니다.

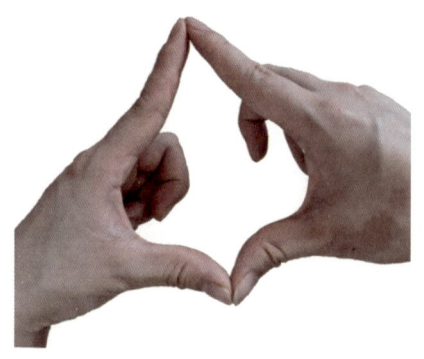
마름모 손모양

몸통 역시 마찬가지로, 척추를 중심으로 아래위로 뻗어 나가는 수직의 에너지가 있습니다. 그리고 수직으로 서 있는 척추를 중심으로 위로는 팔이음뼈(견갑대)가, 아래로는 다리이음뼈(골반대)가 수평의 확장을 만들어 냅니다. 또한 갈비뼈 뒤쪽과 마찬가지로 앞면에서 복부가 수직의 공간을 만들어 냅니다. 이 책에서는 이러한 근육의 결과 에너지 방향을 수직 마름모와 수평 마름모로 일컫습니다.

이와 같은 마름모 구조는 우리 몸이 안에서 바깥으로 팽창하며 균형 잡힌 움직임을 만들어 가는 에너지의 흐름을 의미합니다. 코어 공간 안쪽에서 밀어내는 힘이 살아있을 때, 우리는 무너지지 않는 안정성과 자유로운 움직임을 동시에 가질 수 있게 됩니다.

수직과 수평의 마름모 에너지는 우리 몸의 어디에 근거하고 있을까요? 바로 몸의 뼈와 근육, 즉 골격입니다. 몸에는 많은 근육이 있고, 이 근육들은 유기적으로 연결되어 우리가 바르게 앉거나 서고, 잘 움직일 수 있도록 서로 도와줍니다. 그러므로 '근육을 결대로 사용할 때' 이런 좋은 움직임이 나타나는 것은 너무나 당연합니다.

여기서 '결대로 쓴다.'는 말의 의미는 근육이 수축하는 방향대로 힘을 준다는 의미입니다. 모든 근육은 시작점과 착지점이 있어서 방향성을 가지고 있습니다. 우리 몸의 근육들은 대체로 몸의 중앙에서 시작해, 바깥쪽을 당기는 방향으로 설계되어 있습니다.

우리 몸 깊숙이 위치하여 뼈대 위에 제일 처음 붙는 근육을 '속근육'이라고 하는데, 속근육을 결대로 수축하여 압력이 높아지면 몸속 공간이 넓어집니다. 이처럼 속근육이 활성화되며 몸통이 앞뒤로 팽창하면, 그 힘은 단지 몸통에만 머무는 것이 아니라 팔과 다리까지 연결되어 전신의 균형을 잡아 줍니다.

이렇듯 우리가 흔히 '코어'라고 부르는 이 공간은 단순히 힘이 들어가는 곳이 아니라, 사지의 기능을 최대한 이끌어 내기 위해 정교하게 조율되어야 하는 구조적 중심입니다. 그리고 이러한 근육들을 연결하면 가로 형태의 마름모 근육의 결과

세로 형태의 마름모 근육의 결로 나타난다는 것이 바로 '마름모 코어'의 핵심 내용입니다.

아직 늦지 않았다!

성인이 될 때까지는 특별한 경우를 제외하고 골격과 근육의 기능에 별 이상이 없는 경우가 대부분입니다. 성장하는 동안에는 뼈가 자라면서 근육도 함께 길어져, 서로 멀어지듯 당겨지며, 반대로 향하는 에너지가 충만해 있기 때문입니다. 근육의 시작점에서 착지점을 당기는 이 힘에는 균형이 필수적인데, 서로를 잡아 당기는 장력으로 구조가 안정화되어 있습니다.

그러나 성장이 끝나면 더 이상 뼈가 자라나지 않고, 몸 안에서 서로를 잡아당기던 장력 또한 멈추게 됩니다. 이런 활성화된 에너지가 멈춰지면, 그때부터는 오로지 중력만이 남게 되고, 그렇게 서서히 노화가 진행됩니다. 그래서 골반과 몸통이 견실하게 팔과 다리를 당기지 못하고, 구조적인 바른 위치를 만들어 주지 못합니다. 그뿐 아니라 일상에서 자주 취하는 나쁜 자세로 오히려 착지점에서 시작점을 당겨 근육의 결이 바뀌기도 합니다. 잘못된 방향으로 움직임을 취하게 되면, 체형에 변형이 누적되거나 통증이 오기도 합니다.

서로 멀어지며 팽팽하게 당겨지는 근육의 방향, 즉 장력의 방향을 도형으로 표현한 것이 마름모 코어이기도 합니다. 근육의 결이 바뀐다는 것은 '장력의 균형이 무너진다.'는 말과 같습니다. 그래서 한쪽으로 우세한 힘을 가진 경우나, 몸통이 앞이나 뒤로 밀려 있는 경우에는 몸통의 근육에서부터 결을 회복하는 것이 가장 중요합니다.

　이렇듯 잘못된 근육의 결을 바꿔 장력을 회복하면 뼈의 위치 또한 바르게 정렬할 수 있습니다. 앞과 뒤 그리고 좌우의 균형을 가지며 압력이 살아나게 하고, 뼈가 이동하며 몸이 세워지도록 하는 방법입니다. 이것이 마름모 코어를 인지하고 내 몸의 사용을 바꿔 나가는 핵심입니다. 이런 에너지의 방향이 균형을 이룰 때, 내 몸의 구조적인 문제가 개선되고 기능이 회복되기 시작합니다.

　책에는 그 변화의 여정을 단계별로 담았습니다. PART 1에서는 우리 몸의 마름모 코어를 알아보고, PART 2에서 전신을 관통하는 마름모 코어의 에너지 방향을 자세히 알아보도록 하겠습니다. PART 3과 PART 4에서는 바로 서기와 다양한 움직임에서의 바른 정렬을 찾아볼 것입니다.

　해부학 용어가 낯설고, 평소 잘 쓰지 않던 섬세한 감각을 깨우는 과정이 다소 어렵게 느껴질 수 있습니다. 이를 돕기 위해

각 챕터 말미에 핵심 내용을 간략히 정리했으며, 관련 영상을 QR코드로 연결해 더 깊이 살펴볼 수 있도록 구성했습니다. 영상은 보조 자료에 머무는 것이 아니라, 책의 내용을 깊이 이해하는 데 필수적인 역할을 합니다. 이 책은 우리 몸을 부분적으로 나누어 설명하지 않고, 통합적으로 다루기에 처음에는 방대하게 느껴질 수 있습니다. 그러나 곰곰이 생각해 보면 모든 챕터가 하나의 맥락 안에서 이어져 있다는 점을 알게 될 것입니다. 조금만 익숙해지면 결코 어렵지 않게 다가올 것입니다. 이제, 하나씩 내 몸의 '마름모 코어'를 찾아가 보겠습니다.

마름모 코어 key point

❶ '마름모 코어 스트레칭'은 우리 몸의 수평·수직 마름모 형태의 해부학적 구조를 기반으로, 앞뒤와 아래위로 에너지를 확장해 나가는 바른 움직임 메소드다.

❷ 각 챕터의 말미에는 핵심 사항 정리와 '더 알아보기' QR을 실어, 독자가 내용을 깊이 이해하고 실습할 수 있도록 구성하였다.

더 알아보기 마름모 코어 스트레칭의 특징

PART 1

마름모 코어
제대로 이해하기
개념

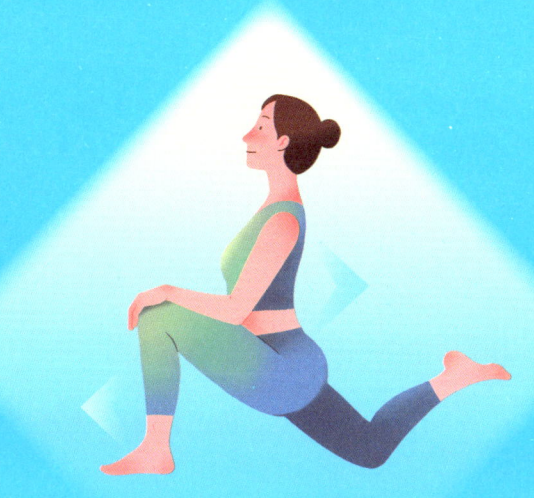

"움직임을 수정하라!
잘못된 자세로 통증을 만드는 것도 나,
자세를 바로잡고 몸을 살리는 것도 나"

CHAPTER
1

좋은 자세와 무너진 자세,
빵빵한 공과 바람 빠진 공

좋은 자세는 몸이 중력선에 일치된 빵빵한 상태

우리는 대부분 일상의 움직임을 의식하지 않고 살아갑니다. 하지만 반복되는 움직임의 결과는 고스란히 몸에 남아, 지금의 자세와 몸 상태를 만듭니다. 하루 종일 이어지는 작은 움직임들이 결국 우리의 몸을 형성하는 셈입니다. 그렇다면 어떤 자세가 좋은 움직임을 이끌고, 어떤 움직임이 좋은 자세를 만들까요?

이 점을 이해하는 데 가장 먼저 떠올려야 할 것은 중력입니다. 중력은 우리가 서 있을 때든, 움직일 때든 항상 아래로 작용하는 힘입니다. 이 힘에 맞서 우리 몸은 매 순간 균형을 유지하려고 끊임없이 근육과 관절을 조절하고 있습니다. 신체가 무게중심의 축(중력선)에서 벗어나 있으면 특정 부위가 과도하게 긴장하거나 보상 작용을 하게 되어 에너지가 더 많이 들고, 움직임도 불안정해지고 맙니다.

반대로, 중력에 대입된 '바른 신체 정렬'은 자세의 안정성을 높여 주고, 효율적인 움직임을 만들어 줍니다. 이는 단순히 바로 서는 것뿐만 아니라, 걷기와 달리기와 같은 기능적 움직임에서도 건강하고 효율적인 동작을 가능하게 합니다.

중력과의 관계에서 알 수 있듯, 우리가 흔히 말하는 '좋은 자세'는 단순히 똑바로 서 있는 것이 아니라, 우리 몸이 중력에 자연스럽게 반응하면서 안정감 있게 정렬된 상태를 말합니다. 즉, 좋은 움직임의 핵심은 모든 움직임의 구간에서 우리 몸이 '중력선'에 바로 위치하도록 신체를 정렬하는 것입니다.[1] 이런 자세에서는 불필요한 힘이 들어가지 않고, 움직임도 훨씬 부드럽고 효율적으로 일어납니다.

이러한 중력선에 우리 몸을 맞게 정렬한다는 것은 온몸을 바르게 세워 온전한 무게로 지면을 밀어내고, 그 반작용으로 지

---

1 중력선: 우리 몸의 무게중심선으로, 귀부터 위팔의 안쪽(겨드랑이 사이)과 엉덩관절 그리고 넙다리뼈와 정강뼈가 일직선으로 연결된 선으로 중력의 방향을 나타내는 선과 일치한다.

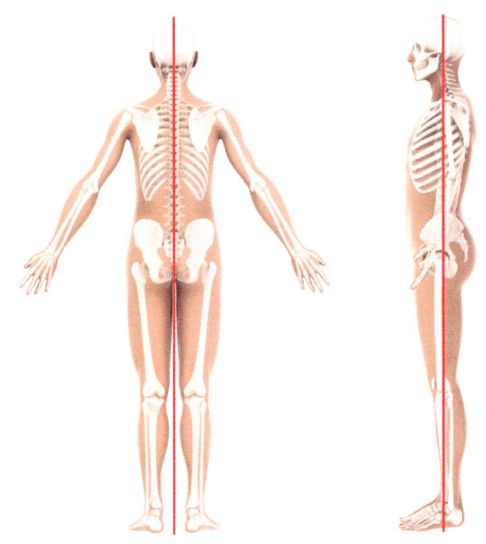

뒤중력선 / 옆중력선

면이 우리 몸을 떠받치는 힘을 느끼는 것을 의미합니다.

이때 바닥을 밀어내는 에너지와 같이 '확장 에너지를 통한 코어의 안정화'는 마름모 코어 스트레칭에서도 중요하게 다루는 개념입니다. 이러한 좋은 움직임을 위해서는 근육이 본래의 결대로 적절히 잘 수축할 수 있는지가 매우 중요합니다.

속근육, 코어 공간을 둘러싼 벽과 지붕

근육은 여러 층으로 이루어져 있습니다. 속근육과 겉근육의 경계를 뚜렷하게 나누긴 어렵지만, 속근육은 뼈대 가까이, 즉 몸통과 골반 안쪽의 근육들이라고 생각해 볼 수 있습니다.

안정된 자세를 만드는 데 중요한 역할을 하는 것이 바로 속근육, 또는 심부근육이라 불리는 근육들입니다. 이 근육들은 몸의 겉에 위치한 큰 근육들과 달리, 뼈 가까이에 깊숙이 위치해서 우리 몸의 중심을 지지하고, 관절과 척추를 안정화시키는 기능을 합니다.

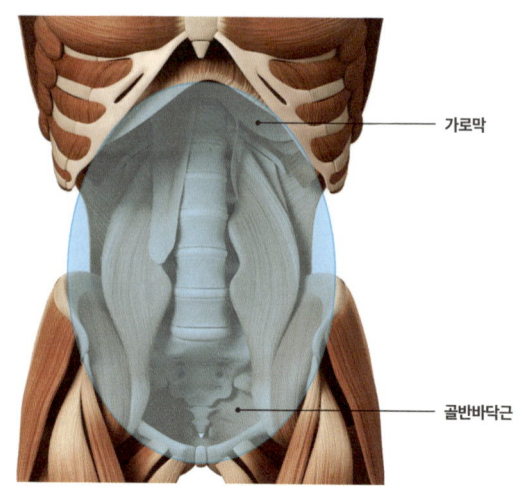

가로막

골반바닥근

코어 공간

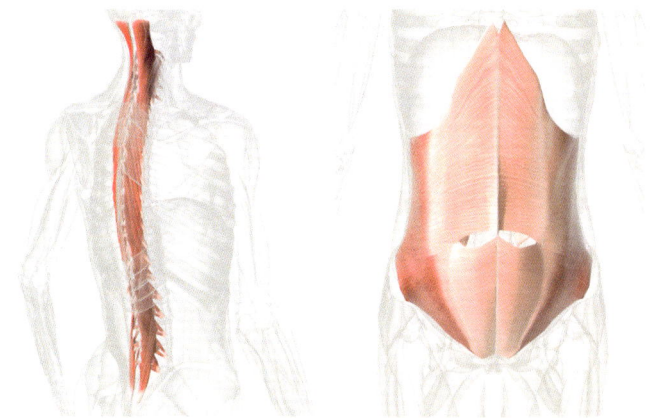

뒤에서 본 뭇갈래근 / 앞에서 본 배가로근

    대표적인 속근육인 코어 근육으로는 골반바닥에서 장기들을 받쳐 주는 골반바닥근(골반저근), 허리띠처럼 복부를 감싸 주는 배가로근(복횡근), 호흡에 도움을 주는 가로막(횡격막), 척추를 따라 사선으로 작게 붙어 있는 뭇갈래근(다열근)이 있습니다.

- ◆ 골반바닥근: 골반 아래쪽에서 바닥 역할을 하는 근육입니다. 몸의 아래에서부터 중심을 지탱해 줍니다.
- ◆ 배가로근: 허리띠처럼 가로로 복부를 감싸는 근육으로, 골반과 갈비뼈 사이에서 몸통을 지지해 줍니다.
- ◆ 가로막: 흉곽 안쪽에서 배와 가슴을 나누어 주며, 숨을 들이쉴 때 내려가면서 몸통 안쪽에 압력을 만들어 줍니다.

◆ 뭇갈래근: 척추를 따라 길게 붙어 있는 작은 근육들로, 척추의 정렬과 움직임을 미세하게 조절합니다.

이 네 가지 근육은 각각의 방향에서 몸통을 지지합니다. 천장(가로막), 벽(배가로근, 뭇갈래근), 바닥(골반바닥근)처럼 서로 다른 방향에서 힘을 보태면서 몸통 안쪽 공간을 균형 있게 감싸고 있습니다.

몸속 깊은 곳, 비어 있는 공간에 처음으로 부착된 속근육들이 근육의 결대로 수축하면, 이때 수축된 근육들이 공간을 안쪽에서 바깥쪽으로 밀어내는 방향으로 힘을 발휘하게 됩니다. 이로 인해 내부 공간에 '압력'이 생기기 시작하고, 그 압력이 점점 차오르며 밀어내는 에너지가 몸 전체로 전달되는 것을 느낄 수 있게 됩니다. 이렇듯 근육들이 각자의 결대로 조화롭게 수축할 때, 몸통 내부에는 균형 잡힌 압력이 형성됩니다.

그리고 이 압력이 바로, 몸을 아래로 밀고 동시에 단단하게 위로 세워 주는 힘을 만들어 냅니다. 마치 공에 공기가 빵빵하게 채워졌을 때 그 형태가 안정적으로 유지되는 것처럼, 몸도 이 압력 덕분에 무너지지 않고 바르게 정렬될 수 있습니다.

결과적으로 이렇게 속근육이 잘 작동해서 만들어진 압력은 좋은 자세의 기반이 됩니다. 그래서 이러한 속근육을 자세 근육이라고도 합니다. 단순히 바깥 모양이 곧은 것이 아니라, 몸의 중심이 안에서부터 안정적으로 세워져 있는 상태가 진짜 '좋은 자세'라고 할 수 있습니다.

구조적 견고함, 빵빵한 공처럼 안정적인 코어

바람 빠진 공을 한번 떠올려 보세요. 둥글어야 할 공이 찌그러져, 공간 안에서 서로 가까워진 부분들이 많아져 있음을 확인할 수 있습니다. 반대로 바람이 가득 찬 공을 보면, 어느 곳 하나 가까워진 곳 없이 서로 멀어져 있는 것을 볼 수 있습니다.

두 공을 같이 비교하면, 찌그러신 상태와 팽팽한 상태의 차이를 알 수 있습니다. 이를 우리 몸의 몸통, 즉 코어라고 상상해 봅시다. 찌그러진 공은 나쁜 움직임이나 나쁜 자세라고 연상할 수 있고, 팽팽한 공은 좋은 움직임 또는 좋은 자세라고 연상할 수 있을 것입니다.

이렇듯 우리 몸도 마찬가지로, 좋은 자세와 좋은 움직임의 비밀은 빵빵한 공과 같은 압력의 차이에 있다고 할 수 있습니다. 그리고 인체에서 이러한 짱짱한 압력은 '몸통이 앞뒤와 아래위로 서로 팽팽하게 멀어져 있는 상태'에서 찾을 수 있습니다. 공기가 꽉 찬 공처럼 몸속에서 밀어내는 압력이 좋은 자세와 움직임을 만드는 것입니다.

　뒤에서 차근차근 살펴보겠지만, 몸통에서 앞뒤와 아래위로 밀어내는 에너지로 압력을 채운다면, 그 에너지는 몸통과 이어지는 팔과 다리의 에너지와도 연결됩니다. 구체적으로는, 압력이 찬 코어를 중심으로 위팔과 엉덩관절(고관절)까지 몸쪽으로 당기게 됩니다. 몸의 앞뒤 중심에서 시작하는 근육이 위팔과 엉덩관절까지 연결되어 있기 때문입니다.

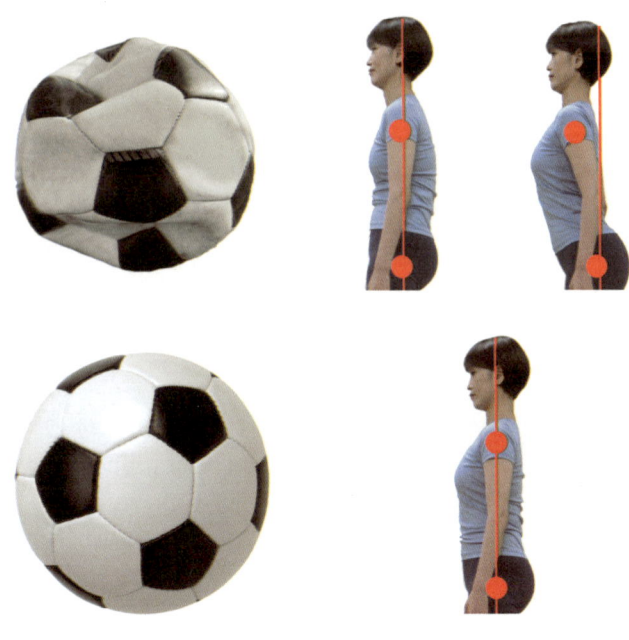

무너진 정렬과 바른 정렬

근육을 결대로 사용한다는 것

한 가지 궁금증이 생길 수 있습니다. 왜 근육이 수축하면 몸속 압력이 높아질까요? 근육은 대부분 뼈와 뼈 사이에 붙어서 뼈를 연결해 줍니다. 그리고 이렇게 근육이 양쪽에 붙을 때, 근육이 붙는 시작점과 착지점이 있습니다. 대체로 근육들은 우리 몸의 중심 가까이에 있는 뼈(이는점)에서 시작해, 중심으로부터 떨어져 있는 다른 뼈(닿는점)에 연결되어 있습니다.

그리고 근육이 수축할 때는, 근육이 시작되는 한쪽 뼈를 기준으로 근육이 끝나는 다른 뼈를 당기는 힘이 생깁니다. 이 힘이 효율적으로 작용할 때, 우리는 흔히 "근육을 결대로 쓴다."고 말합니다. 즉, 근육이 본래 갖고 있는 방향과 성질에 따라 자연스럽고 효과적으로 움직일 수 있다는 뜻입니다.

이제 몸통 깊숙이 위치한 속근육들이 수축하는 경우를 살펴봅시다. 이 근육들은 단순히 한 방향이 아니라 여러 방향에서 동시에 수축합니다. 몸 중앙에서부터 양옆으로, 또 수평이나 사선으로 당겨 모으는 것처럼 작용하는 것입니다. 그런데 신기하게도 이렇게 다양한 방향에서 힘이 작용하면 공간이 작아지는 것이 아니라, 오히려 중심에서부터 바깥으로 '확장'됩니다. 그리고 이 확장되는 과정에서 몸통 안에 '압력'이 생깁니다.

바람 빠진 공에 공기를 넣으면 서로 멀어지며 팽팽한 압력이 생기듯, 몸속에서도 코어 공간이 서로 멀어지며 이 공간의 압력이 높아지는 것입니다. 그리고 이 압력이 바로 몸을 세우는 힘이 되고, 움직일 때는 안정감을 만들어 주고, 그 결과로 좋은 자세가 만들어집니다. 이때의 자세는 단순히 곧은 모습이 아니라, 앞뒤로 풍성하게 확장된 듯한 넓어진 느낌을 받을 수 있습니다. 또한 중심에서부터 팔과 다리 끝까지 연결되어 당기는 힘이 느껴집니다.

이 힘은 팔다리로만 연결되는 것이 아니라 팔 안쪽에서 귀까지 중력선에 위치하게 해 몸통과 머리를 이어 줍니다. 또한 엉덩관절을 거쳐 넙다리뼈와 정강뼈까지 이어지며, 우리 몸이 바로 설 수 있게 해 줍니다. 이 구조가 중력선과 잘 맞아떨어질 때, 몸은 안정적이면서도 유연하게, 부담 없이 설 수 있습니다. 그래서 좋은 자세는 우리 몸이 중력선에 대입되는 자세라고 말한 것입니다.

요약하자면, 근육은 뼈와 뼈를 당겨 움직임을 만들어 내고, 이 근육들이 여러 방향에서 조화롭게 수축할 때 몸속에 압력이 생기며, 이 압력이 몸을 바르게 세워 주고, 바르게 세워진 몸은 중력선 위에서 안정된 자세를 유지하게 된다는 것입니

마름모 코어 스트레칭

다. 이런 이야기들을 토대로, 중력선에 잘 들어 있는 좋은 자세와 정렬이 무너진 자세를 살펴보겠습니다.

무너진 중심, 왜곡되고 불균형한 체형의 비밀

몸통의 중심, 척추에서 출발해 좌우로 수축하는 근육들이 다른 뼈를 당기는 힘을 제대로 갖고 있다면 우리 몸의 코어는 구조적으로 견고하다고 할 수 있습니다. 그러나 척추를 중심으로 좌우를 당기는 이 양쪽 힘에 미세한 차이가 생기기 시작하면 몸 전체에 영향을 주는 왜곡의 시발점이 될 수 있습니다. 또한, 앞서 몸통의 압력이 높아져 몸통에서 팔다리를 잡아당기는 힘이 생긴다고 하였는데, 반대로 팔다리가 주된 움직임이 되어 역으로 몸통을 잡아당기는 힘이 커지면, 몸통과 골반이 제 위치에서 이탈하게 되어 나쁜 자세와 움직임이 만들어지고 맙니다.

그렇다면 어떤 움직임이 이러한 불균형을 만드는 원인이 될까요? 누구나 자주 쓰는 '한쪽 움직임'이 있습니다. 그 때문에 미처 우리 몸의 양쪽을 고루 사용하지 못합니다. 이때 몸통의 압력을 유지해 코어의 중심을 잡아 주지 못하면 자주 쓰는 한쪽 움직임 방향으로 몸 전체가 따라 나갈 수 있습니다.

다리를 꼬거나 한쪽 다리 중심으로 서 있는 습관도 반복되는 만큼 근육의 불균형을 만듭니다. 높고 좁은 신발을 오래도록 신고 있어 무게중심이 앞으로 쏠리는 경우도 그렇습니다. 핸드폰을 볼 때도 눈높이로 핸드폰을 들고 보는 경우는 드문데, 고개를 숙이는 움직임이 반복되면 될수록 중심이 아래쪽으로 쏠려 굽은 등과 거북목이 나타나게 됩니다. 앉아 있을 때에도 소파 등받이에 기대어 앉게 되면 무게중심이 뒤쪽으로 쏠리면서 배의 길이가 단축되고 골반의 후방경사를 만들게 됩니다.

더욱이 몸 공간에 압력이 빠져 있는 무너진 체형에서 강도 높은 한쪽 움직임을 반복하게 되면 불균형과 통증이 더 심해집니다. 몸속 압력이 빠지고, 체형이 틀어지며, 뼈의 위치 이동이 생기기 때문입니다. 그래서 결국 척추까지 회전이 생기게 되어 나쁜 자세가 됩니다. 이와 같은 나쁜 움직임으로 인해 바로 서지 못하고 무게중심이 중력선에서 이탈해 이동할 수 있습니다. 또한 그 때문에 불균형으로 통증이 생기고 기능이 떨어지게 됩니다.

평상시 코어 공간에 압력이 차 있지 않다면, 이는 근육의 결을 따라 당기는 속근육의 힘이 부족하다는 뜻입니다. 이런 상태에서 겉근육만으로 움직이려 하면, 마치 모래 위에 집을 짓

근육의 종류	통증을 부르는 잘못된 사용	움직임 수정 방향
자세를 잡아 주는 속근육	척추 중심의 힘이 상실됨	속근육을 절대로 수축하기
움직임을 만드는 겉근육	팔다리에 이끌린 움직임	척추와 연결해 움직이기

는 것과 같습니다. 이처럼 속근육이 약해져 자세가 무너져 있는 상태에서 겉근육만 강화한다면, 몸은 중력선에서 벗어나기 쉬워지고, 그로 인해 각도의 불균형에서 비롯된 통증은 더욱 심해질 수 있습니다. 이 문제를 해결하기 위해서는, 코어의 압력을 강화하여 해부학적으로 바른 정렬을 회복해야 합니다.

엄밀하게 본다면, 우리 모두는 일상 속에서 무의식적으로 반복하는 잘못된 움직임 습관을 가지고 있습니다. 이러한 습관은 시간이 지나면서 근육의 결을 흐트러뜨린 채 굳어지고, 자세와 움직임을 만들어 내는 몸의 적절한 위치와 각도를 서서히 무너뜨릴 수 있습니다. 따라서 통증을 줄이고 기능을 회복하기 위해서는, 근육을 절대로 수축시켜 중력선에서 이탈된 신체의 위치를 바로잡아야 합니다.

결국 우리 몸을 안정적으로 바로 세우는 가장 효과적인 방법은, 속근육부터 앞뒤로 근육의 결을 따라 확장하며 압력을 채워 구조를 견고히 하고, 동시에 겉근육 역시 결을 따라 수축하게 하는 것입니다. '근육을 결대로 수축하며 앞뒤로 확장한다.'는 개념은 다소 생소할 수 있지만, 이를 이해하기 위해서는 먼저 마름모꼴로 확장되는 마름모 코어를 이해하는 것이 필요합니다.

마름모 코어 key point

❶ 속근육과 겉근육을 결대로 수축하는 좋은 움직임은 좋은 자세를 만든다.

❷ 바른 정렬 : 앞뒤로 멀어진 속근육은 몸속 공간에 압력을 채우고 중력선에 위치하는 바른 정렬, 즉 좋은 자세를 만든다.

더 알아보기 바른 정렬, 왜 바로 서야 하는가?

마름모 코어 스트레칭

CHAPTER
2

앞뒤로 멀어지는 속근육 수축으로
몸속 압력 채우기

원통형의 몸통, 마름모 모양의 에너지

앞서 살펴본 것처럼, 근육은 한 뼈에서 시작해 다른 뼈에 닿으며, 뼈와 뼈를 이어 움직임을 만들어 냅니다. 특히 몸통의 중심인 척추에서 출발해 수축하는 근육들이 좌우로 바깥쪽 뼈를 견고하게 끌어당기고 있다고 했는데, 이 점을 좀 더 구체적으로 들여다보겠습니다.

몸통의 근육은 대부분 몸의 앞뒤 중심에서 출발해 바깥쪽을 당긴다는 것, 기억나시나요? 먼저 몸 전체를 큰 그림으로 볼 때, 몸의 뒤쪽에서는 척추에서 시작된 근육이 좌우 날개뼈 아래각을 지나 위팔 안쪽을 당깁니다. 또한 척추의 아래쪽에서 시작된 근육이 좌우 엉덩관절을 끌어당기고 있습니다. 반대로 몸의 앞쪽에서 살펴볼까요? 복장뼈(흉골)에서 시작된 근육은 좌우 위팔 안쪽을 당기고, 두덩뼈(치골)에서 시작된 근육은 좌우 엉덩관절과 넙다리뼈 뒤쪽을 끄집어내어 당깁니다.

몸통의 앞뒤 중심에서 팔과 다리를 중심쪽으로 좌우로 당기는 이 마름모 구조를 '수평 마름모'라고 부릅니다. 수평 마름모는 팔과 이어지는 견갑대의 상부 수평 마름모와 다리와 이어지는 골반대의 하부 수평 마름모로 나눌 수 있습니다.(CHAPTER 4, 5 참조)

몸통을 수평 마름모라는 관점에서 이해할 때, 두 가지 형태로 나눌 수 있습니다. 하나는 몸통의 앞뒤가 가까운 납작한 마름모 형태이고, 또 하나는 앞뒤가 멀어져 공간이 있는 마름모 형태입니다. 둘 중에서 '몸통의 앞뒤가 멀어져 있는 마름모 형태'가 바로 속근육이 근육의 결대로 방향성을 갖고 수축할 때 나타나는 좋은 체형이라고 할 수 있습니다.

코어 공간의 기반, 마름모 코어의 속근육

뼈대만 있는 신체의 모습을 상상해 보세요. 그곳에 제일 처음 형성되는 1단계 근육은 무엇일까요? 바로 몸속 공간에 압력을 채우는 데 기반이 되는 속근육이자 자세 근육입니다. 이 1단계 근육들은 일반적인 코어에 해당되지 않습니다. 코어 공간 가장 깊숙한 곳에 위치하며 짝힘으로 작용합니다. 이들 근육은 서로 앞과 뒤를 향해 멀어지고 동시에 넙다리뼈 안쪽을 당겨 엉덩관절을 가쪽돌림(외회전)으로 만들어 지면을 밀어내며 바로 서게 해 줍니다.[2] 또한 갈비뼈 맨 아래를 앞뒤로 확장해 구조를 단단히 하고 숨을 마실 때 도움을 주는 일을 합니다. 이 1단계의 대표적인 근육들로 엉덩근, 바깥폐쇄근, 두덩근 그리고 가로막이 있습니다. 이 근육들이 바로 마름모 코어의 밑바탕이 되는 핵심 근육입니다.

골반 공간부터 자세히 알아보면 골반 앞쪽 폐쇄구멍과 두덩뼈 그리고 골반 뒤쪽 엉덩뼈에서 근육이 시작합니다. 앞과 뒤에서 시작한 이들 근육들 모두 엉덩관절 안쪽으로 들어가 작은돌기(소전자)와 큰돌기(대전자)의 뒤쪽 그리고 넙다리 몸통 뒤쪽에 착지합니다. 그렇다면 이 1단계 근육들로 무엇을 유추해 볼 수 있을까요? 골반 공간이 앞뒤로 멀어지면서 시작점에서 착지점으로 근육들을 당기는 수축을 하면 어떻게 될까요?

2 가쪽돌림: 몸의 한 부분이 몸의 중심에서 바깥쪽을 향하며 회전하는 움직임이다. 반대로 안쪽돌림은 안쪽, 즉 몸의 중심 쪽을 향하도록 돌아가는 움직임이다. 여기서는 엉덩관절과 넙다리뼈가 약간의 가쪽돌림을 갖는 해부학적 자세를 말한다.

짝힘으로 서로 반대로 향하는 이 속근육들은 넙다리뼈를 가쪽으로 회전시키는 동일한 목적을 만들어냅니다. 아래 오른쪽 그림처럼 엉덩관절 안쪽으로 들어가 작은돌기와 큰돌기 그리고 넙다리뼈 몸통까지 끄집어내는 역할을 합니다. 그렇게 되면 엉덩관절은 자연스럽게 밖으로 회전하게 됩니다. 이러한 힘의 방향은 골반과 넙다리뼈의 해부학적 위치를 바르게 정렬

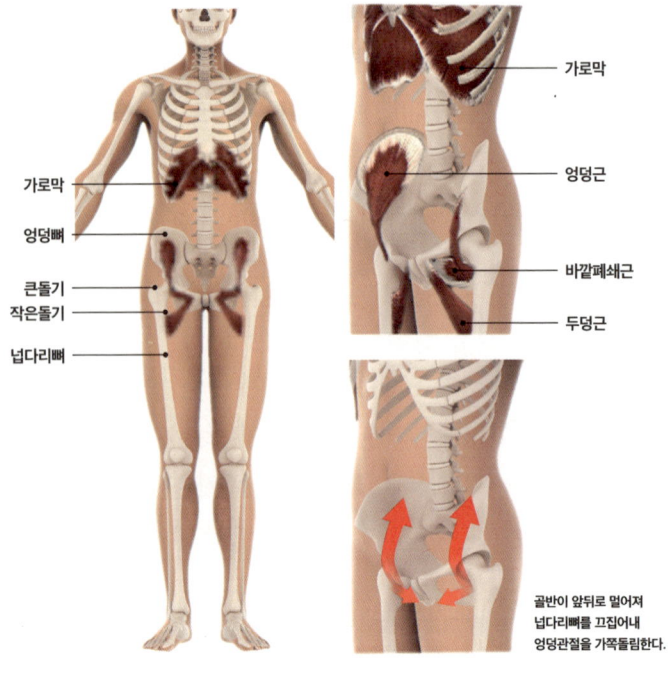

가로막

엉덩근

바깥폐쇄근

두덩근

가로막
엉덩뼈

큰돌기
작은돌기

넙다리뼈

골반이 앞뒤로 멀어져
넙다리뼈를 끄집어내
엉덩관절을 가쪽돌림한다.

대표적인 1단계 속근육

마름모 코어 스트레칭

하는 데 바탕이 됩니다. 골반은 앞뒤로 멀어지는 힘이 균형을 이룰 때 골반 중립을 갖게 됩니다. 넙다리 안으로 들어가 뒤쪽 착지점을 끄집어낸 힘 때문에 넙다리뼈가 약간의 가쪽돌림을 가지며 바로 세워지기 때문입니다. 그래서 앞뒤로 멀어지는 이런 힘은 넙다리뼈를 해부학적 위치로 만드는 기반이 될 수 있습니다.(자세한 내용은 CHAPTER 10, 11 참조)

이처럼 골반 공간에서 1단계 속근육들이 앞뒤로 확장하면 골반 속 압력을 채우고 엉덩관절을 가쪽돌림 한다는 것을 알 수 있습니다. 이 속근육들은 앞뒤가 멀어지면 멀어질수록 강한 힘을 발휘합니다. 이 과정을 통해 넙다리뼈가 중력선에 위치하는 안정성과 큰 가동범위를 갖게 됩니다. 속근육의 앞뒤 확장이 사지를 연결하는 코어의 기능으로 활용되는 것입니다. 바로 이것이 이들 근육이 수축하는 목적이라 할 수 있습니다.

또한 몸통을 보면 가로막(횡격막)이 있습니다. 몸속에 위치한 가로막은 폐에 숨이 가득 찰 때 아래로 내려옵니다. 이 근육도 납작한 마름모가 아닌 앞뒤로 확장된 마름모가 되어야 합니다. 그래서 가로막도 골반의 앞뒤 확장과 같은 방향으로 앞뒤 확장해야 하는데 이런 상태에서 가로막은 우산처럼 활짝 펴집니다. 가로막은 몸통 앞쪽의 복장뼈와 몸통 뒤쪽의 척추와 연결되어 있습니다. 그래서 우산처럼 확장되기 위해서는 골반이 앞뒤로 멀어진 것과 같이 척추와 복장뼈도 앞뒤로 멀어져야 하는 것입니다. 이런 기반 위에 갈비뼈와 갈비뼈 사이 근육들이 활성화되어 가슴우리(흉곽)가 확장됩니다.

그렇다면 골반과 몸통이 앞뒤로 멀리 확장하면 두 부분을 연결하는 척추는 어떤 방향을 가져야 할까요? 척추 역시 엉덩뼈와 뒤쪽 갈비뼈가 뒤로 향할 때 같은 방향으로 몸속에서 뒤로 밀어내야 합니다. 척추 안쪽에는 꼬리뼈부터 목뼈까지 앞세로 인대가 붙어 있는데, 이 부분을 활용해 몸 전체를 뒤로 밀어내 앞뒤 확장에 도움을 줄 수 있습니다.

코어 공간의 확장, 마름모 코어의 겉근육

속근육의 수축을 통해 몸통이 확장되어 해부학적 정렬의 기반이 마련되었다면, 그 위에 겉근육을 더해 구조를 완성하게 됩니다. 겉근육이 근육의 결을 따라 정확히 수축하면, 속근육이 만들어 놓은 해부학적 위치를 더욱 견고하게 유지할 수 있습니다. 겉근육은 대체로 속근육보다 더 멀리 착지하고 작용 범위도 더 넓기 때문에, 보다 강한 힘을 낼 수 있습니다. 마찬가지로, 겉근육 역시 몸의 중심부에서 출발하여 양옆으로 수축하는 방향으로 작용하며, 골반과 몸통을 앞뒤로 멀어지게 합니다.이러한 속근육과 겉근육의 작용이 더해지면, 골반바닥부터 가로막까지의 코어 공간이 가로, 세로, 사선의 방향으로 팽팽하게 확장되고, 이로 인해 내부 압력이 채워지면서 팔다리를 안정적으로 당기고 지지하는 구조가 형성됩니다. 이처럼 속근육과 겉근육이 앞뒤 방향으로 균형 있게 수축할 때, 등척성 수축[3]을 통한 팽팽한 긴장감이 몸 전체에 형성되고, 결과적으로 신체는 중력선 위에 안정적으로 위치하게 됩니다. 코어의 확장된 힘은 엉덩관절을 지나 넙다리뼈와 아랫다리까지, 또 어깨뼈를 통해 위팔과 아래팔까지 연결되며 전신으로 퍼져 나갑니다. 이렇듯 전신을 통해 균형 잡힌 근수축이 이루어진 상태가 바로 해부학적으로 정렬된 '바른 자세'이며, 이것이 마름모 코어의 원리가 작동하는 핵심 메커니즘입니다.

틀어진 척추, 왜곡된 체형

이런 근육들을 제대로 수축하지 못해 균형이 깨진 경우 '정렬이 무너졌다.'고 합니다. 몸의 앞뒤 중앙에서 근수축을 통해 뼈의 위치를 바로잡아 주지 못한 상태입니다. 이렇게 정렬이 무너진 모양에 따라 체형이 분류됩니다. 잘못된 정렬과 그로

---

3 서로 반대로 향하는 힘이 한 지점을 향해 같은 힘을 발휘할 때 균형을 이루게 되는데, 바른 정렬은 이 힘에 의해 신체가 중력선에 위치하여 자세가 바르게 고정되는 것을 뜻한다.

인한 체형의 변화는 전만, 후만, 측만으로 나눌 수 있습니다.

전만은 허리가 과도하게 앞으로 휘어진 상태이고, 후만은 등이 과도하게 뒤로 굽은 상태이며, 측만은 척추가 옆으로 휘고 비틀어진 상태를 말합니다.

첫째, 척추전만 체형은 뒷굽이 높은 신발을 자주 신거나, 무게중심이 발가락 쪽으로 쏠리는 습관에서 비롯될 수 있습니다. 다리를 자주 꼬는 습관 역시 엉덩관절을 안쪽으로 돌리게 하고, 이로 인해 골반이 전방경사 되면서 척추 전만을 심화시킬 수 있습니다. 또한 의자에 앉을 때 엉덩이를 뒤로 빼고 앉거나, 엉덩허리근(장요근)을 단축시키는 움직임이 반복될 경우에도 척추전만 체형이 쉽게 나타납니다.

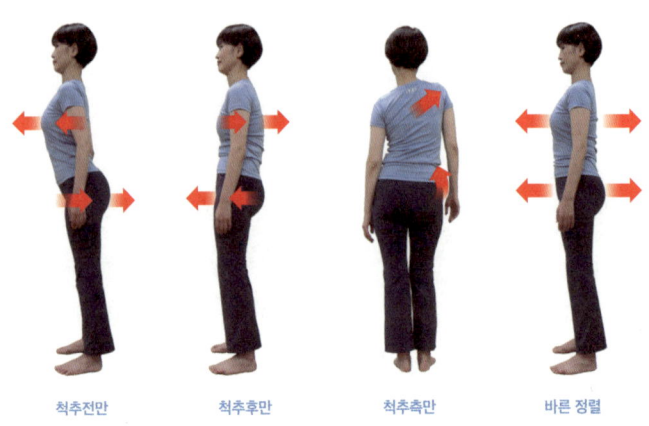

척추전만   척추후만   척추측만   바른 정렬

척추 불균형이 만든 왜곡된 체형

이러한 체형은 허리가 앞쪽으로 밀리면서 가슴이 과도하게 들려 있고, 허리 통증이 유발되기 쉽습니다. 엉덩관절의 안쪽 돌림은 무릎 통증과 O자 다리와도 관련이 있으며, 발바닥을 뒤쪽으로 당기는 힘이 약화되면서 무지외반증이 생길 수 있습니다.

둘째, 척추후만 체형은 장시간 앉아 있거나 고개를 자주 숙이는 생활 습관에서 비롯되기 쉽습니다. 특히 꼬리뼈를 말아 넣거나 엉덩이를 조여 골반을 앞쪽으로 밀어 넣는 습관은 골반의 후방경사를 유도합니다. 후만 체형은 등이 굽고, 머리가 앞으로 빠지는 '거북목' 자세를 동반하며, 더불어 등세모근(승모근)의 피로감이 크고, 등 아래쪽과 허리에도 통증이 생기기 쉽습니다. 하체에도 역시 햄스트링이 단축되고 무릎이 구부러진 상태로 굳어질 수도 있습니다.

셋째, 척추측만 체형은 짝다리, 반복되는 한쪽 방향의 회전 동작, 혹은 한쪽 어깨에만 가방을 메는 습관 등에서 발생할 수 있습니다. 이러한 편향된 움직임은 척추가 중력선에서 벗어나게 하면서, 몸통의 좌우 너비나 높이에 차이를 일으킵니다. 회전된 골반에서는 엉덩관절의 집힘 현상이 나타날 수 있고, 실제로 다리 길이가 다른 것처럼 느껴지기도 합니다.

마지막으로, 바른 정렬에 대해 살펴보겠습니다. 바른 정렬의 가장 큰 특징은 '바르다'는 데 있습니다. 이 말은 단지 곧게 서 있는 모양을 뜻하는 것이 아니라, 몸 안의 압력이 앞뒤에서 균형 있게 채워져 구조적으로 안정된 상태를 말합니다. 반대로, 구조적으로 무너진 체형은 속에서부터 압력이 흐트러져 있기 때문에 통증이나 불편함이 쉽게 생깁니다. 즉, 눈에 보이는 자세만 문제가 아니라, 그 안에서 작동하는 힘의 균형 자체가 깨져 있는 것입니다.

바른 정렬이란 단순히 똑바로 서 있는 정적인 상태를 넘어서, 움직일 때에도 무너지지 않는 안정성을 갖는 자세입니다. 이처럼 몸 안의 압력과 정렬을 이해하지 못한 채 일상 속 잘못된 습관을 반복한다면, 결국엔 통증으로 되돌아오게 됩니다.

그래서 지금, 지체하지 않고 바른 정렬로 회복하는 것이 중요합니다.

수평 마름모와 수직 마름모의 교차점, 중력선과 가시돌기

앞서 살펴본 바와 같이 팽팽한 앞뒤 확장을 통해 당겨진 몸통은 중심이 중력선에 위치하게 됩니다. 중력선에 위치해 바르게 서 있다는 것은 지구 위에 수직으로 서 있다는 뜻과 같습

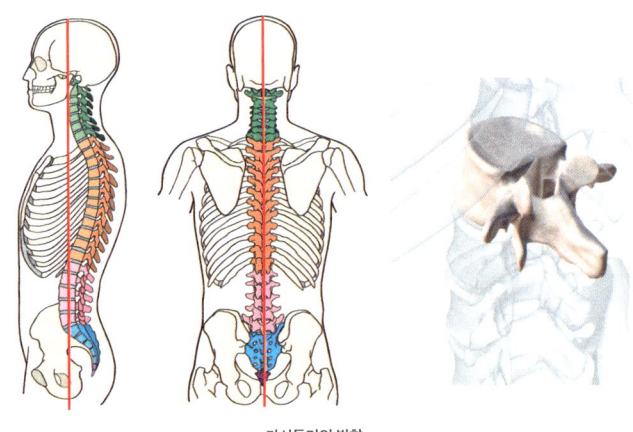

가시돌기의 방향

니다. 중력의 영향을 최소한으로 받으며 가장 큰 힘으로 바닥을 누를 수 있는 위치이기에, 지구가 우리 몸을 밀어올려 주는 반중력의 힘을 가장 효율적으로 쓰는 자세이기도 합니다.

인체의 중력선은 몸의 뒷모습과 옆모습에서 각각 다른 방식으로 확인할 수 있습니다. 먼저 뒷모습에서 보는 중력선은 척추의 정중앙과 일치합니다. 척추 정중앙에는 뼈가 바깥으로 돌출된 부분이 있는데, 이를 '가시돌기(극돌기)'라고 합니다.[4] 이 가시돌기는 목뼈에서부터 등뼈, 허리뼈, 엉치뼈, 꼬리뼈까

---

4 가시돌기: 척추 중앙에 위치한 튀어나온 부분이다. 이 가시돌기를 중심으로 좌우가 나뉘어 근육들이 시작하고, 이 근육들이 양옆을 당기게 된다. 가시돌기는 제각각 다른 모양을 갖고 있으며 척추의 굽이에 따라 향하는 방향도 다르다.

지 이어집니다. 이 선이 일직선으로 정렬되어야 바로 서 있을 때, 가시돌기를 기준으로 몸의 좌우가 균형 있게 나뉘고, 근육은 이 중심에서 양옆을 당기며 작용합니다.

특히 가장 튀어나온 등뼈와 엉치뼈의 가시돌기는, 척추의 굽이 중 가장 바깥으로 드러난 지점입니다. 그리고 이 지점에서 팔다리를 에너지로 연결되는 '수평 마름모'와, 위아래로 힘을 전달하는 '수직 마름모'가 교차합니다. 이때, 팔과 이어지는 '가장 튀어나온 등뼈의 가시돌기'와 골반과 이어지는 '가장 튀어나온 엉치뼈의 가시돌기'는 바닥을 향하고 있어야 합니다. 바닥을 향하는 힘을 갖는다는 것은 단순히 가시돌기 자체가 돌출된 게 아니라, 중력선 방향(바닥 방향)으로 힘을 보내는 역할을 해야 한다는 의미입니다.

척추뼈의 가시돌기는 어떻게 바닥을 향할 수 있을까요? 가시돌기들이 바닥을 향하는 위치에서 우리 몸의 옆모습을 보면 모든 척추뼈가 중력선보다 뒤에 있다는 점을 알 수 있습니다. 척추의 모든 가시돌기가 중력선보다 뒤로 가야 한다는 점을 기억하고, 마름모 코어 스트레칭 동작들에 활용해야 합니다. 이는 우리 몸이 마름모 형태로 팽팽하게 확장되어 압력을 유지하는 구조임을 보여 주며, 몸을 안정적으로 지지할 수 있는 이상적인 척추 정렬을 뜻합니다.

정리하자면, 척추에서 가장 튀어나온 등뼈와 엉치뼈의 가시돌기는 수평으로는 팔다리의 연결 지점을 당기고, 수직으로는 몸의 중심축을 연결하는 교차점입니다. 이곳은 수평 마름모와 수직 마름모의 연결점으로서 몸통 중심부를 연결하는 마름모 구조의 핵심 지점이라 할 수 있습니다. 이 지점에서 위팔과 엉덩관절을 당기는 힘과 위아래 압력을 지탱하는 힘이 함께 모입니다.

마름모 코어 key point

❶ 골반의 속근육은 앞뒤로 확장하며 엉덩관절을 가쪽돌림 하는 힘을 갖는다.

❷ 몸통의 속근육은 앞뒤로 멀어지며 가슴우리의 확장을 돕는다.

❸ 속근육과 겉근육 모두 앞뒤로 확장하는 균형 잡힌 등척성수축으로 몸의 옆 중간 부분이 중력선에 위치하며 바른 정렬이 된다.

더 알아보기 가시돌기의 위치와 방향

CHAPTER 3

척추의 길이를 확장하는 수직 마름모

척추를 중심으로 한 수직 마름모 구조

　본격적으로 우리 몸에서 마름모 코어 구조를 찾아봅시다. 앞서 몸통 중앙에 있는 척추에서 근육이 시작해 몸통에서 먼 부분을 당긴다고 했는데, 이를 위해서는 앞뒤 확장이 중요합니다. 몸속에서 골반과 몸통이 앞뒤 확장할 때 척추 또한 몸속에서 몸 밖을 향해 뒤로 밀어냅니다. 이 확장을 통해 척추에 있는 가시돌기는 몸의 옆 중심선, 즉 옆 중력선보다 약간 뒤쪽에 있어야 합니다. 이렇게 되면 척추 전체가 자연스럽게 뒤로 약간 물러나 있게 되고, 이때 척추의 등뼈와 엉치뼈는 아래로 향

　　　　　　　　　　　　　　　　　　　　마름모 코어 스트레칭

하는 힘도 생기게 됩니다. 다시 말해, 척추는 옆 중력선보다 약간 뒤에 자리하면서, 뒤로 밀리고 아래로 길어지는 두 방향의 힘이 함께 작용할 때 자연스럽게 펴지고 길어지는 방향으로 움직이면서 가장 자연스럽고 안정적인 정렬을 이루게 되는 것입니다.

우리 몸의 '코어'는 단지 우리 몸의 복부를 중심으로 한 내부 근육을 일컫는 개념이 아닙니다. 척추를 기준으로 볼 때, 인체의 근육과 에너지를 수직 마름모 구조 속에서 기능합니다. 이 마름모는 위로는 목뼈(경추), 아래로는 꼬리뼈와 엉치뼈, 양옆

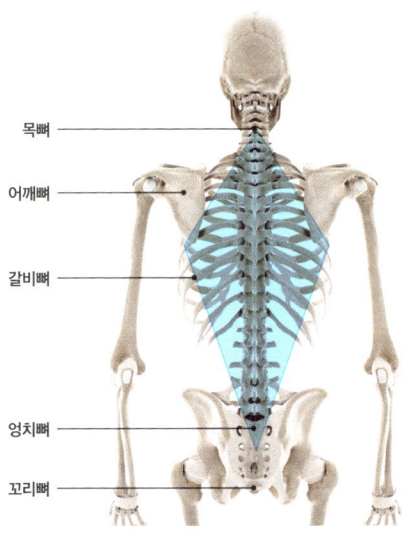

목뼈
어깨뼈
갈비뼈
엉치뼈
꼬리뼈

몸통과 골반을 연결해 주는 수직 마름모

으로는 갈비뼈와 어깨뼈를 꼭짓점으로 형성합니다.

이때, 수직 마름모는 단순히 해부학적 도식이 아니라, 신체 중심부의 에너지 흐름과 지지 구조를 시각화한 개념입니다. 이 수직 마름모 구조는 단지 근육의 위치가 마름모꼴이라는 의미를 넘어서, 힘의 흐름이 아래위로 연결되어야 척추가 안 정되고 길어진다는 원리를 보여 줍니다.

길어지고 넓어지는 수직 마름모의 힘

그렇다면 수직 마름모는 어떻게 작용할까요? 수직 마름모 는 척추 위아래 목뼈(경추)와 엉치뼈, 그리고 양옆으로는 갈비 뼈와 어깨뼈로 이어집니다. 수직 마름모에서 수직의 힘을 보 여 주는 것은 척추를 길게 세워 주는 '척추세움근'이라고 할 수 있습니다.

몸 뒤쪽에는 척추를 중심으로 엉덩뼈능선 부근에서 시작해 머리까지 수직으로 이어지는 척추세움근이 있습니다. 표층 척 추세움근[5] 중 엉덩갈비근은 아래에서 위로 힘을 전달하는 세 구간으로 나뉩니다. 가장 아래의 허리엉덩갈비근은 엉덩뼈능

---

5 표층 척추세움근은 엉덩갈비근(장늑근 iliocostalis), 가장긴근(최장근 longissimus), 가시근 (극근 spinalis)으로 구성되어 있다.

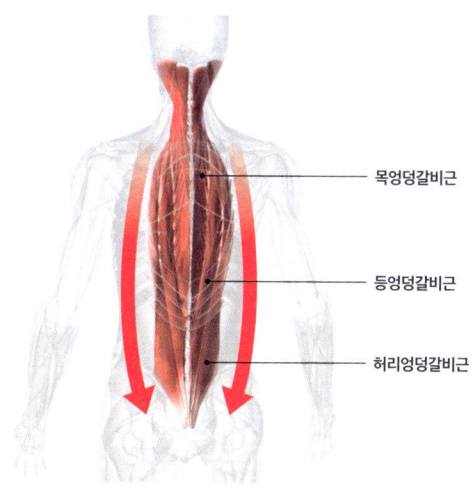

표층 척추세움근의 근수축 방향

선에서 시작해 12개의 갈비뼈 중 아래쪽 갈비뼈를 아래로 끌어당기고, 등엉덩갈비근은 아래쪽 여섯 개 갈비뼈에서 위쪽 여섯 개 갈비뼈를 끌어당기고, 목엉덩갈비근은 위쪽 갈비뼈에서 목뼈의 가로돌기를 아래로 끌어당깁니다. 이렇게 허리에서 갈비뼈, 갈비뼈에서 목뼈로 이어지는 당김은 척추를 곧게 세우고 상체를 들어 올리는 작용을 합니다.

이처럼 아래에서 위로 이어지는 연결 고리 전체가 하강하는 힘으로 척추를 끌어당깁니다. 이 힘이 중력선에 잘 대입하여 정렬된 자세에서 작용하면, 마치 지렛대처럼 척추 전체를 위로 받쳐 세우는 결과를 만들어 냅니다. 이를 위해서는 골반이 세워지고 엉치뼈의 가시돌기가 중력선상에 안정적으로 위치하는 것이 중요합니다. 골반이 바로 서면 척추의 기반이 단단히 고정되고, 그 지점을 향해 양옆의 갈비뼈를 당겨 내려오며 척추를 길고 곧게 펴 주는 역할을 하기 때문입니다.

그러므로 앞서 살펴본 척추를 세워 주는 근육들이 중요합니다. 엉치뼈를 중심으로 시작해 갈비뼈 양옆으로 넓게 퍼져 있기 때문에, 이 근육들이 아래로 강하게 작용할수록, 척추는 더욱 안정적으로 길어지며 바른 정렬을 유지할 수 있습니다.

톱니근, 끌고 내려가며 모아 주는 힘, 끌고 올라가며 모아 주는 힘

갈비뼈에는 호흡과 관련이 있는 톱니근들이 존재합니다. 몸 뒤 위와 아래 갈비뼈에 붙어 있는 톱니근들은 척추의 가시돌기에서 시작해 갈비뼈를 끌고 내려오는 근육과 갈비뼈를 끌고 올라가는 근육입니다. 가시돌기에서 출발해 갈비뼈에 닿아 끌고 내려오는 아래뒤톱니근(하후거근)이 있고 같은 위치의 얕은 근육층에는 넓은등근(광배근)이 같은 방향의 결을 가지고 있습니다.

갈비뼈를 끌고 올라가는 톱니근은 위뒤톱니근(상후거근)이 있고 같은 위치에 겉근육인 위등세모근(상부승모근)이 있습니다. 이 근육들의 결은 반중력으로 상승하는 힘과 함께 머리 쪽으로 향합니다. 이들 아래와 위를 향하는 근육을 연결하면 수직 마름모의 형태가 나타납니다.

척추는 이 수직 마름모 구조의 중심 축으로서 아래로 수축하며 눌리는 힘과 위로 뻗어 올라가는 반작용을 지속적으로 주고받습니다. 이는 마치 하나의 탄성 있는 텐트처럼, 각 꼭짓점이 서로 당기고 밀어내며 팽팽한 균형을 이루는 상태입니다.

수직 마름모에서는 목뼈와 꼬리뼈가 위아래 꼭짓점이 되며 양옆 꼭짓점인 갈비뼈나 어깨뼈를 당기게 됩니다. 이런 방향

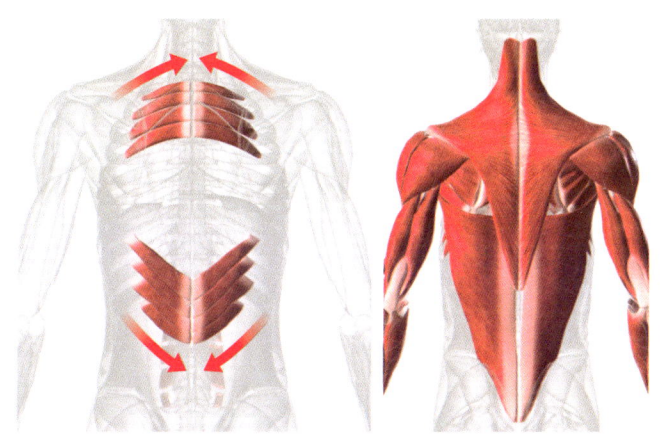

위와 아래 뒤톱니근의 근수축 방향 / 등세모근과 넓은등근

은 속근육부터 겉근육까지 통일성을 가지고 있으며 이것이 척추와 연결된 수직 마름모입니다. 자세히 살펴보면, 수직 마름모는 위, 아래 수평 마름모와 연결되어 팔다리 움직임의 중심이 되고, 호흡과 신체 정렬에도 매우 큰 영향을 줍니다.

수직 마름모에서 아래로 끌고 내려오는 힘의 작용은 위로 올라가는 반작용으로 연결되고 이는 뭇갈래근(다열근)의 결과 함께 합니다.(심부척추세움근) 아래 좌우 가로돌기에서 위쪽 가시돌기를 향해 올라가는 뭇갈래근은 끌고 내려오는 힘이 강할수록 활성화됩니다. 이는 아래로 당기는 힘에 의해 대응해 만들어지는 상승하는 힘을 만들어 냅니다.

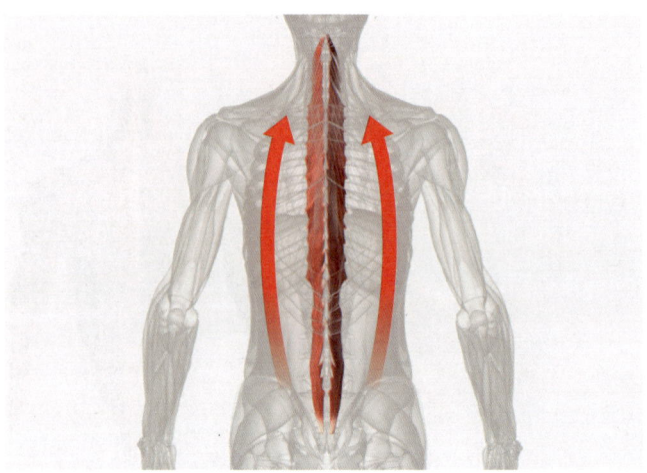

뭇갈래근의 근수축 방향

　　　　　　　　　　　　　　　　마름모 코어 스트레칭

척추가 뒤로, 또 아래로 향하는 이 힘은 엉덩뼈와 뒤쪽 갈비뼈를 뒤로 당기는 힘을 강하게 유지시켜 주기 때문에 앞으로 향하는 반작용의 힘에도 관여합니다. 수평으로 뒤로 향한 척추에서 아래로 누르는 힘이 계속 유지된다면 위로 향하는 힘과 앞으로 향하는 힘이 반작용으로 연결된다는 것을 알 수 있습니다.(CHAPTER 9 참조)

수직 마름모와 수평 마름모의 연결

이처럼 척추는 그 자체로 수직 마름모에서도 중심이 되기도 하면서, 팔과 다리로 이어지는 이음뼈 구조인 수평 마름모 구조와 연결되는 중요한 해부학적 위치를 가집니다. 중요한 점은 이 마름모 구조가 단지 모양이 아니라, 바른 몸 사용에 있어 힘의 방향성과 연결성을 반영한다는 것입니다. 이 수평과 수직 마름모를 중심으로 코어 공간의 에너지가 앞뒤로도 확장하듯 향하고, 위아래로도 확장하듯 향하며 서로 반대로 에너지를 쓰면 코어 공간에 압력이 채워집니다. 그렇기에 이 공간은 아래와 위로 에너지가 통과하는 터널과도 같은 역할을 합니다.

척추에는 자연스러운 만곡이 있는데, 그중 가장 튀어나온 두 지점은 해부학적으로 매우 중요합니다. 어깨뼈 사이에는 가장 많이 뒤로 튀어나온 등뼈가 있는데, 이 등뼈의 가시돌기가 바닥을 누르는 힘을 강하게 가지면 흉곽이 앞뒤로 확장해 어깨뼈 위쪽 갈비뼈가 모아지면서 목이 세워집니다.

수직 마름모는 단독으로 존재하지 않고, 수평 마름모인 다리이음뼈와 팔이음뼈를 잇는 구조와 교차되어 작동합니다. 척추는 이 두 마름모의 교차점에 위치하며, 수직 마름모의 '상하 움직임'과 수평 마름모의 '앞뒤 움직임'이 만나는 핵심 축입니다. 이 교차 구조가 활성화되면, 몸은 단지 세워지는 것이 아니라 전 방향으로 팽창하고 정렬되는 에너지 구조를 갖게 됩니다.

척추가 중력선보다 뒤로 향하고 등뼈와 엉치뼈의 가시돌기가 바닥을 향하면 수평과 수직으로 연결된 코어의 기능들이 활성화됩니다. 결국 척추와 연결된 엉덩관절과 위팔도 척추가 어떤 위치에 있고 어떤 방향을 갖고 있느냐에 따라 제 기능을 발휘하는지가 결정됩니다. 지렛대처럼 바닥을 향해 누르는 강한 힘으로 몸은 최대의 힘을 발휘하는 효율성과 안정성을 가질 수 있습니다. 그래서 사지의 기능과 연결되는 코어는 이 위치에서 가장 강력한 힘으로 활성화됩니다.

마름모 코어 key point

❶ 척추의 아래(꼬리뼈)와 위(목뼈) 그리고 좌우 갈비뼈를 연결한 네 꼭짓점의 힘의 구조가 수직 마름모다.

❷ 척추는 아래로 끌고 내려오는 힘을 통해 위로 길어지고 펴지는 척추 정렬을 만든다.

❸ 표면척추세움근, 뭇갈래근, 톱니근은 이 마름모의 힘의 흐름을 가능하게 하는 구체적인 기전이다.

❹ 수직 마름모는 수평 마름모(엉덩관절, 위팔)와 함께 작용하며, 척추를 중심으로 궁둥뼈와 정수리를 일직선으로 정렬해 '에너지가 통과하는 통로'를 만든다.

더 알아보기 갈비뼈를 끌어내려 척추를 세워 주는 척추세움근의 작용

골반 중립을 만드는
하부 수평 마름모

가장 튀어나온 엉치뼈와 연결된 다리이음뼈

앞서 수직 마름모의 척추와 수평 마름모가 팔다리의 이음뼈를 통해 이어진다는 점을 간단히 짚었습니다. 그중 먼저 살펴볼 다리이음뼈(골반대)는 엉치뼈와 볼기뼈 그리고 다리를 연결하는 시스템입니다.

골반(骨盤)은 '대야'라는 뜻처럼 그 공간이 원형으로 깊은 속을 가지고 있습니다. 이 공간이 수평으로 유지된다면 골반 위에 있는 배와 몸통 공간 또한 기반을 가지고 자기 위치에 있을 수 있습니다. 이렇듯 수평으로 유지되어야 하는 골반에는 넙

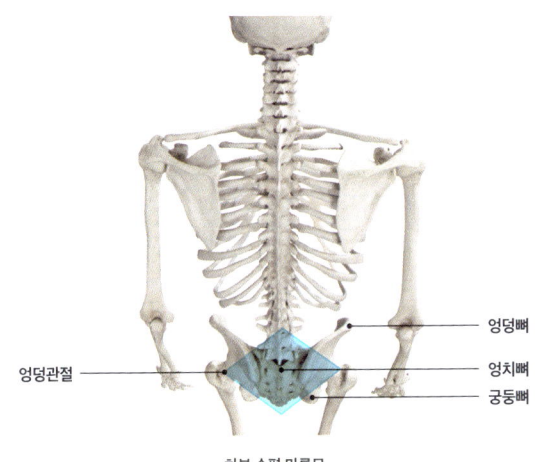

엉덩뼈

엉치뼈
궁둥뼈

엉덩관절

하부 수평 마름모

다리뼈가 끼워져 있습니다. 따라서 다리를 어떤 방향의 에너지로 어떻게 사용하느냐에 따라 골반 속 공간이 수평으로 유지되기도 하지만, 전방경사로 엎어지거나 후방경사로 밀리기도 합니다. 때로는 한쪽으로 기울거나 돌아가 틀어져 버리기도 합니다.

　골반대인 하부 수평 마름모의 앞뒤 꼭짓점은 두덩뼈와 엉치뼈이며, 양옆의 꼭짓점은 양쪽 엉덩관절입니다. 이 마름모는 수직 마름모와 마찬가지로 단순한 형상이 아니라, 네 개의 꼭짓점을 가진 하나의 긴장 구조로 이해되어야 합니다. 골반의 안정성과 바른 정렬을 위해서는 골반의 앞뒤에서 양옆 엉덩관절을 서로 잡아당겨야 합니다. 앞뒤로 긴 마름모꼴을 만들며 쏟아지거나 비틀리지 않도록 팽팽한 당김, 즉 확장의 힘이 필요하기 때문입니다.

마름모의 앞뒤 꼭짓점: 두덩뼈와 엉치뼈

볼기뼈는 엉덩뼈(장골)와 궁둥뼈(좌골) 그리고 두덩뼈(치골)로 구성됩니다. 골반 공간에서 마름모의 앞뒤 꼭짓점을 만드는 두덩뼈와 엉치뼈는 앞뒤로 멀어져야 합니다. 볼기뼈의 세 부분은 하나로 연결되어 있기에 두덩뼈와 엉덩뼈가 앞뒤로 서로 멀어지면 궁둥뼈의 결절은 바닥을 향합니다. 궁둥뼈결절은 앉을 때 땅에 닿는 부위입니다. 앞서 척추뼈의 모든 가시돌기가 옆중력선보다 뒤로 위치해 있어야 한다고 했는데, 엉치뼈와 연결된 골반에서도 이 원칙이 유지됩니다. 좌골결절이 중력선에 바르게 위치할 때, 이보다 엉치뼈가 뒤에 위치합니다.

중력선보다 가시돌기가 뒤에 위치하기 위해 몸 안에서 바깥쪽으로 척추를 밀어내야 합니다. 척추가 뒤로 이동하고, 가장 튀어나온 엉치뼈의 가시돌기가 바닥을 향할 때, 엉덩뼈는 뒤로 향하며 세워지고 두덩뼈는 앞을 향하며 세워집니다. 그리고 궁둥뼈결절은 바닥을 향하게 됩니다. 이로 인해 앞뒤로 길어진 하부 수평 마름모의 축이 생성되며, 골반 공간은 수평을 유지할 수 있습니다. 앞뒤로 마름모의 팽팽한 방향성은 척추를 통하여 몸통 전체를 아래위로 정렬하게 만드는 기초 지렛대가 됩니다.

마름모의 좌우 꼭짓점: 양쪽 엉덩관절

볼기뼈의 양쪽 절구(비구)에는 넙다리뼈머리(대퇴골두)가 끼워져 있으며, 깊은가쪽돌림근(심부외회전근)이 엉덩관절을 바깥쪽으로 약간 회전시키며 안쪽에서 넙다리뼈를 앞쪽으로 끄집어내듯 당깁니다. 이로 인해 다리는 정렬된 위치에서 바닥을 지지할 수 있게 만들어 줍니다. 하부 수평 마름모를 좌우로 당기는 힘은 마름모의 가로축을 이루며, 골반을 수평으로 하여 몸통이 뒤틀리지 않고 넓게 펴지게 하는 힘으로 작용합니다.

이렇듯 골반의 수평 마름모는 몸통의 앞뒤 중심에서 시작된 근육이 좌우로 당겨지면서, 앞뒤로 긴 마름모 모양의 힘의 방향을 만들어 냅니다. 그렇다면 몸의 중앙부에서 양옆을 당기는 마름모 형태의 힘이 어떻게 작용할까요? 몸의 중앙부에서 양옆으로 당기는 힘은 골반을 앞뒤로 넓히며, 시작점에서 착지점까지 근육들이 수축하면 넙다리뼈를 가쪽으로 회전시킵니다. 즉, 허벅지가 바깥쪽으로 돌아가게 됩니다.

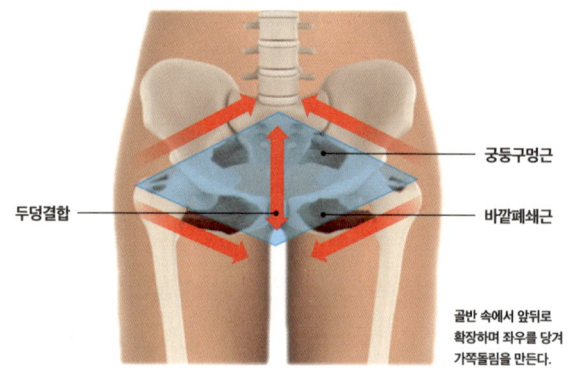

궁둥구멍근

바깥폐쇄근

두덩결합

골반 속에서 앞뒤로
확장하며 좌우를 당겨
가쪽돌림을 만든다.

마름모 형태의 깊은가쪽돌림근

허벅지를 외회전시켜
바른 정렬을 찾아 주는 수평 마름모

골반의 '수평 마름모' 구조는 단순히 네 개의 뼈 지점을 의미하지 않습니다. 이 네 꼭짓점은 각각 위치에서 발생하는 당김과 밀어냄의 힘이 대각선 방향으로 교차하며, 골반 전체의 긴장과 균형을 만들어 냅니다. 특히 양쪽 볼기뼈절구(비구)에 끼워진 다리는 단순한 연결 부위가 아니라, 몸통 중심을 향해 당겨지는 방향성과 힘의 흐름이 집약되는 지점입니다.

골반을 마름모 형태로 이해할 때 깊은가쪽돌림근(심부외회전근)을 눈여겨봐야 합니다. 이 근육의 이름에서 알 수 있듯 엉덩관절을 가쪽으로 돌아가게 만들어 주기 때문입니다. 이 마름모 형태의 근육 수축은 몸의 중심을 안정시키고, 바르게 서 있는 자세를 만드는 기반이 됩니다. 엉덩관절은 약간의 가쪽 돌림을 갖고 있으며, 깊은 근육과 표층 근육의 협응으로 넙다리뼈가 가쪽으로 돌아가면서 무릎이 정면을 향하도록 돕습니다. 궁둥뼈, 엉덩관절, 넙다리뼈 몸통이 중력선 위에 정렬되

며, 다리를 바닥에 단단히 지지하는 힘으로 연결됩니다. 골반의 앞뒤로 길어지는 힘과 넙다리 가쪽돌림이 함께 작용해야 골반과 다리의 안정적 정렬이 완성됩니다. 두덩뼈와 엉치뼈가 앞뒤로 멀어지는 움직임은 몸통의 앞뒤 기반을 넓게 지지하는 역할을 하며, 좌우의 엉덩관절이 정렬은 다리의 중심축을 세우는 데 핵심적인 역할을 합니다. 이처럼 골반의 수평 마름모는 단지 해부학적 구조가 아니라, 뼈, 근육,그리고 그들 사이를 오가는 힘의 방향

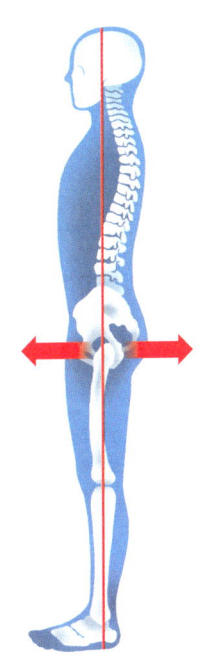

골반의 앞뒤 확장

성을 통합하는 하나의 기능적 패턴이라 할 수 있습니다.

 골반의 마름모 근육 배열이 찌그러지거나 한쪽으로 기울어질 때, 불균형이 발생합니다. 좌우 어느 한쪽 근육 길이가 단축되거나, 척추 가시돌기가 중앙에 있지 않을 때 나타납니다. 그리고 가장 튀어나온 엉치뼈가 바닥을 향하지 못할 때도 나타납니다. 또한 앞뒤에서 당기는 힘의 균형이 깨져 한 방향의 힘이 우세할 때도 이와 같은 현상이 발생합니다. 이를 바로잡으려면, 마름모 근육의 위치 감각을 깨우고 높이, 길이, 수축의 힘을 균형 있게 조율해야 합니다. 결론적으로 균형 잡힌 골반 마름모는 척추, 좌우 볼기뼈, 엉덩관절, 다리까지 통합된 힘의 패턴으로 이해해야 합니다. 이 힘은 단순히 서 있을 때만 작동하는 것이 아니라, 걷거나 움직일 때도 지속적으로 유지되어야 합니다. 결국, 골반의 수평 마름모 구조를 이해하고 코어 근육의 힘을 통합하는 것이 바른 움직임과 안정적 자세, 부상 방지의 핵심입니다.

마름모 코어 key point

❶ 다리이음뼈는 엉치뼈의 가시돌기가 바닥을 향하고 골반의
앞뒤 확장에 기반해 엉덩관절을 당겨 마름모 형태를 갖는다.

❷ 좌우 엉덩관절이 가쪽으로 돌아간 만큼 넙다리뼈 몸통 뒤쪽은
회전하며 앞을 향한다.

❸ 다리이음뼈와 연결된 골반의 균형은 배 공간과 몸통 공간
균형의 기반이 된다.

❹ 다리이음뼈를 통해 척추는 몸속에서 뒤를 향하고 허벅지는
앞으로 끄집어내지는데, 이 짝힘으로 인체 보행의 큰 그림을
그릴 수 있다.

더 알아보기 엉덩관절의 가쪽돌림이 중요한 이유

몸통을 앞뒤로 확장해 주는
상부 수평 마름모

가장 튀어나온 등뼈와 연결된 팔이음뼈

앞서 골반을 중심으로 다리이음뼈가 만들어 내는 수평 마름모 구조가 하체를 정렬하고 지지하는 방식에 대해 살펴보았습니다. 이와 상응하여 팔이음뼈(견갑대)를 중심으로 한 마름모가 또 하나의 수평 마름모 구조로서 몸통의 위쪽 확장을 이끄는데, 이 부분을 자세히 살펴봅시다.

상부 수평 마름모는 앞쪽의 빗장뼈(쇄골)가 중심에서 만나는 복장뼈(흉골), 뒤쪽에서 어깨뼈(견갑골)가 얹혀서 만나는 등뼈(흉추)를 앞뒤 꼭짓점으로 삼습니다. 그리고 위팔 안쪽의 두

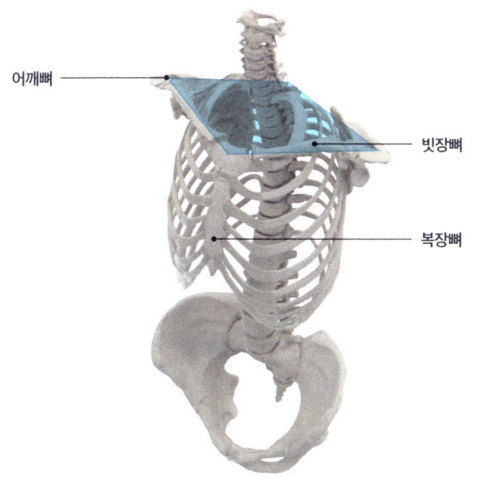

어깨뼈

빗장뼈

복장뼈

마름모 형태의 팔이음뼈

갈래근고랑이 좌우 꼭짓점이 됩니다. 이 두갈래근고랑은 넓은 등근(광배근)과 큰가슴근(대흉근)의 착지점이 됩니다. 골반과 마찬가지로 좌우 위팔 안쪽을 당기기 위해 앞뒤 중앙이 서로 멀어지며 앞뒤로 길어진 마름모의 형태로 압력을 채웁니다. 이는 몸통의 압력을 유지해 몸통이 찌그러지지 않으면서도 팔을 움직일 수 있게 할 뿐 아니라 어깨가 수직으로 올라가는 것을 방지해 줍니다.

특히 이 상부 마름모는 하부 골반 마름모와 달리 직접적인 뼈의 관절 연결이 아닌, 갈비뼈와 근막 위에 팔이음뼈가 얹힌 상태로 작용하기 때문에, 골반에서의 정렬에 더 민감하게 영

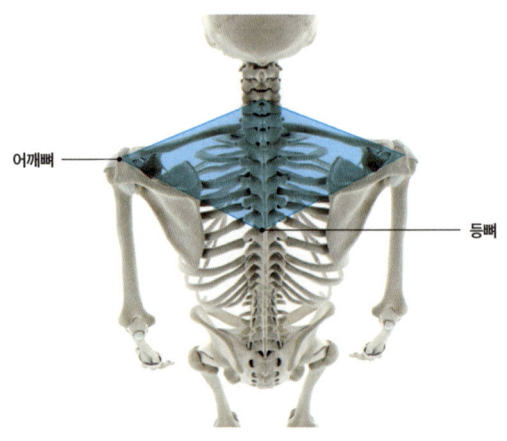

어깨뼈

등뼈

뒤에서 본 상부 수평 마름모

향을 받습니다. 즉, 엉치뼈에서 시작된 골반의 하부 수평 마름모가 하체로 이어져 안정적으로 바닥을 누르며 위로의 확장을 이끌어 낼 때, 그 연장선에서 팔로 이어지는 상부 수평 마름모도 비로소 안정된 구조를 갖게 되는 것입니다.

특히 상부와 하부의 마름모 코어가 연결되는 지점이 중요합니다. 즉 척추에서 가장 튀어나온 엉치뼈의 가시돌기(다리이음뼈)와 등뼈의 가시돌기(팔이음뼈)가 동시에 바닥을 누를 수 있을 때, 이 상하 두 마름모는 하나의 연결된 구조로 작용합니다. 그리하여 골반에서부터 갈비뼈, 어깨, 그리고 목과 머리까지 이어지는 앞뒤 확장의 중심축을 형성할 수 있습니다.

마름모 코어 스트레칭

이렇듯 등뼈와 복장뼈 사이의 상부 수평 마름모는 단지 팔을 지탱하는 틀을 넘어서, 몸통 전체의 호흡과 확장, 척추의 위치와 목의 정렬까지 결정하는 구조적 기반이라고 할 수 있습니다. 갈비뼈 아래에 위치한 가로막의 확장 또한 이 마름모꼴 프레임 속에서 앞뒤로 길어질 수 있으며, 이 힘은 상체 전체의 볼륨을 좌우로만이 아니라 앞뒤로도 확장시키는 에너지를 제공합니다.

이처럼 우리 몸통에서 수평 마름모 구조는 상하에서 서로 대칭적으로 작용하며, 몸의 중앙축을 따라 균형 있는 당김과 확장의 힘을 창출합니다. 근육 하나하나의 작용보다 중요한 것은 이 마름모들이 교차되며 만들어 내는 전체적인 방향성과 팽팽하게 당겨 내는 힘, 즉 몸통의 앞뒤 꼭짓점이 서로 멀어지면서 양옆 꼭짓점을 더욱 강하게 당기며 확장시키는 이 구조적 에너지의 흐름입니다.

앞뒤 확장의 중요성

갈비뼈 사이에는 두 겹의 갈비사이근(늑간근)이 존재합니다. 이 근육들의 방향을 들여다보면, 하나는 척추 방향으로, 또 다른 하나는 복장뼈 방향으로 향해 서로 다른 결을 가지고 있

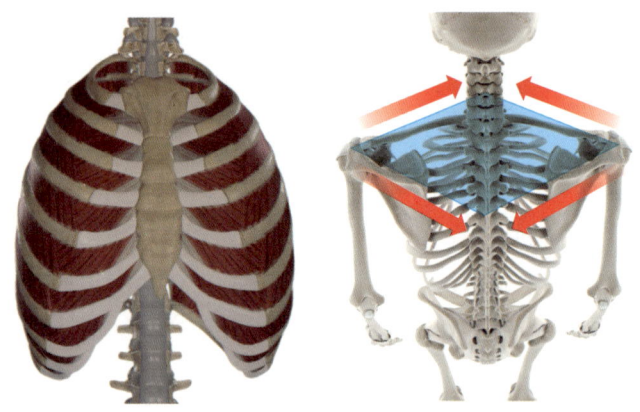

갈비사이근과 팔이음뼈의 수축 방향

습니다. 이처럼 반대 방향으로 향하는 근섬유 결은 가슴우리를 앞뒤로 동시에 확장시키는 데 최적화되어 있습니다. 즉, 가슴우리가 앞뒤로 벌어질 때, 갈비사이근은 그 결을 따라 자연스럽고 효율적으로 수축하고 이완하며 몸통 중심부에 탄탄한 확장 구조를 만들어 냅니다.

두 겹의 갈비사이근이 보여 주는 이러한 앞뒤 확장은 단지 근육을 열거나 늘리는 차원이 아닙니다. 몸통의 상부 수평 마름모 구조가 갖는 네 꼭짓점(등뼈, 복장뼈, 양쪽 위팔 안쪽) 사이에 생기는 당김의 방향과도 정확히 일치합니다. 뒤쪽으로 당겨 모아 주는 힘으로써 등뼈의 가시돌기에서 시작된 마름근(능형근)이 양쪽 어깨뼈를 안쪽으로 당기고, 당겨진 어깨뼈는

마름모 코어 스트레칭

다시 수평의 힘으로 팔을 몸통 쪽으로 이끕니다. 이는 골반에서 엉덩관절로 힘이 전달되는 방식과 정확히 평행하며, 몸통 위쪽과 아래쪽이 같은 원리로 수평 마름모꼴의 당김을 형성합니다.

또한 앞뒤로 확장한 수평 마름모의 힘은 수직 마름모의 힘과도 연결됩니다. 앞으로도 계속 살펴보겠지만 척추가 뒤로 그리고 아래로 향할 때 생기는 척추 중심선의 길어짐은, 세로로 형성되는 수직 마름모 구조를 통해 갈비뼈의 앞뒤 확장을 뒷받침합니다. 이 중심선에서, 넓은등근(광배근)은 엉치뼈와 등 아래쪽에서 출발해 겨드랑이 위팔뼈 안쪽의 두갈래근고랑에 도달하고, 반대로 큰가슴근(대흉근)은 복장뼈에서 시작해 같은 두갈래근고랑의 반대 방향에서 도달합니다. 앞뒤 확장에 의해 넓은등근이 위팔뼈의 두갈래근고랑 안에서 끌고 내려오며 뒤쪽에서 모아 주는 힘이라면, 큰가슴근은 위팔뼈의 두갈래근고랑의 앞쪽에 닿으며 몸통 앞쪽에서 끌어모아 주는 힘이라고 할 수 있습니다.

이처럼 반대 방향에서 출발한 두 근육의 힘이 정확히 균형을 이루면, 양 겨드랑이 사이, 그리고 두 팔 안쪽의 중심(두갈래근고랑)이 중력선과 일치하는 위치에 놓이게 됩니다. 이 상태는 팔과 몸통이 구조적으로 결합되면서도 유연한, 확장된 상태를 뜻합니다.

이것은 단지 근육들의 연결이 아니라, 마름모 구조의 네 꼭짓점이 서로 견인하면서 중심을 떠받치는 방식이라고 할 수 있습니다. 등뼈와 복장뼈라는 앞뒤 꼭짓점이 중심선을 따라 서로 멀어질 때, 어깨뼈와 팔뼈라는 좌우 꼭짓점은 안쪽으로 모여듭니다. 그리고 중심선을 감싸며 '팔과 몸의 결합 부위가 부드럽게 조여진 상태'가 되는 것입니다. 이와 같은 상부 수평 마름모의 균형이 깨지면 팔은 제멋대로 들리거나 빠지고, 역으로 몸통은 가라앉게 될 수도 있습니다.

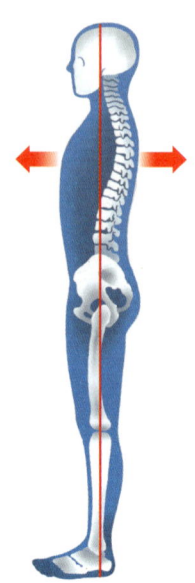

흉곽의 앞뒤 확장

다시 말해, 가슴우리와 팔이 만나는 이 부위에서도 몸통의 앞뒤, 위아래가 교차하며 형성하는 마름모꼴의 긴장이 몸의 중심을 형성하고 확장시키는 것입니다. 이처럼 우리 몸은 단지 근육으로 움직이는 것이 아니라, 공간적이고 기하학적인 긴장 구조, 즉 장력 속에서 움직이는 것입니다.

마름모 코어 스트레칭

위팔뼈를 외회전시켜
바른 정렬을 찾아 주는 수평 마름모

팔이음뼈의 앞뒤 확장에서 작용하는 반대 방향의 두 힘이 강하면 강할수록, 그 사이에 위치한 가슴우리 내부에는 압력이 가득 차오르게 됩니다. 이 압력은 단지 안에서 밀어내는 힘이 아니라, 팔이 뒤로 당겨지며 동시에 위팔뼈(상완골)의 몸통이 앞으로 끌려 나오는 작용, 즉 가쪽돌림을 유도합니다. 이는 앞서 살펴보았듯이, 골반에서와 동일한 방식으로 가쪽돌림되는 것입니다. 다리 역시 엉덩관절이 바깥쪽으로 회전하며 넙다리뼈의 몸통을 뒤에서 앞으로 당겨 낼 때, 다리는 해부학적 자세에서 바르게 정렬되기 때문입니다.

이와 마찬가지로, 팔에서도 위팔이 뒤로 당겨지는 것과 동시에 몸통이 앞으로 밀어 주는 힘이 만나면서, 손바닥이 앞을 향하는 해부학적 자세가 만들어집니다. 이는 단순히 인위적인 힘으로 만든 자세가 아니라, 몸통 중심부에서 균형 있게 형성된 힘의 상호작용이 자연스럽게 만든 자세라고 할 수 있습니다. 그리고 이와 같은 확장된 균형 상태에서만 머리와 목뼈도 몸통 위에 바르게 놓일 수 있는 공간을 얻을 수 있습니다. 즉, 몸통 위쪽의 앞뒤 확장은 목과 머리의 중심 정렬을 위한 전제 조건입니다. (CHAPTER 13 참조)

하지만 이처럼 바르게 정렬된 상부 수평 마름모의 구조는 쉽게 무너질 수도 있습니다. 특히 팔이음뼈는 안정성보다는 가동성이 큰 부분이므로 팔의 반복적 사용, 특히 한쪽 팔의 과도한 사용에 의해 균형이 깨지기 쉽습니다. 대부분 사람들은 오른손 또는 왼손을 주로 사용하는 편측 편향의 생활 습관을 갖고 있기 때문에 한 방향으로만 힘이 지속적으로 누적될 가능이 높은데, 이렇게 되면 팔이음뼈의 정렬이 깨지고 몸통의 한쪽 면이 넓어지거나 길어지면서 전체 척추에 기울기가 생깁니다. 이 기울기는 곧 몸통 전체의 불균형으로 이어지고, 갈비뼈의 좌우 균형이 무너지게 됩니다. 특히 갈비뼈 12쌍이 좌우에서 동일한 방식으로 정렬되지 않으면, 척추는 중심축을 벗어나게 되고, 팔의 해부학적 위치를 만들어 주는 두갈래근고랑도 더 이상 균형을 유지할 수 없게 되고 맙니다.

따라서 우리가 해부학적 자세, 즉 바른 체형과 좋은 자세를 만들어 가기 위해서는, 다리의 정렬부터 척추, 갈비뼈, 팔이음뼈, 위팔까지 이어지는 정렬 체계 전체를 균형 있게 바라볼 수 있어야 합니다. 바르게 정렬된 다리에서 척추가 뒤로 향하고, 갈비뼈가 좌우 대칭을 이루며, 양팔의 당기는 힘이 중심선을 향해 모일 때, 비로소 몸통 위에 목뼈와 머리도 안정적으로 놓일 수 있기 때문입니다.

다음 장에서는 지금까지 살펴본 수평, 수직 마름모 코어를 활용하는 길에 대해 알아봅시다.

공중에 매달린 척추를
활시위처럼 당기기

모든 척추뼈가 중력선보다 뒤로 간다는 말의 의미

몸통의 앞뒤 확장에서 중요한 것은 모든 척추의 가시돌기가 중력선보다 뒤로 가야 한다는 점입니다. 척추가 양쪽 옆 꼭짓점보다 뒤에 위치해야 척추에서 양쪽 꼭짓점을 당기기 쉽기 때문입니다. 만일 척추뼈가 앞으로 밀려 나와 있다면, 몸통의 옆 꼭짓점을 당기기 어려울 것입니다. 양쪽이 고정된 활시위를 당길 때 최대한 멀리 뒤쪽으로 당기는 에너지와 유사하다고 할 수 있습니다.

"모든 척추뼈의 가시돌기는 중력선보다 뒤에 있어야 한다."

는 말은 인체를 옆에서 봤을 때 척추뼈 하나하나가 몸의 중력선보다 뒤에 위치해야 한다는 뜻입니다.(허리뼈는 중력선과 일치합니다.) 그런데 실제로 몸통의 압력이 무너져 있는 상태에서 척추를 뒤로 향하게 하면, 많은 사람들이 불안감을 느낍니다. 왜냐하면 척추는 몸통의 중심을 지지하는 기둥이지만, 그 자체로 바닥에 닿아 있지 않기 때문입니다.

　척추는 발과 다리, 골반을 통해 바닥과 연결되는 기둥으로서, 공중에 '매달려' 있는 구조에 가깝다고 볼 수 있습니다. 다리보다 척추가 뒤에 있으니, 척추는 뒤쪽으로 장력이 걸린 채 매달려 있는 것입니다. 이런 이유로, 척추가 '중력선보다 앞에 있으면' 그 무게를 다리나 발이 제대로 떠받들 수 없어지고, 결국 몸 전체가 앞쪽으로 무너져 버리는 방향으로 힘이 작용하게 됩니다. 그리하여 바닥에서부터 순서대로 밀어내면서, 척추가 안정적으로 매달릴 수 있도록 하여 정렬을 바로잡아야 합니다.

　다리와 발이 먼저 안정되어야 이를 바탕으로 척추뼈를 뒤로 밀어내는 에너지를 안정적으로 가져갈 수 있습니다. 척추는 공중에 떠 있으므로, 지면과 연결된 다리와 발을 먼저 안정적으로 세팅해야 합니다. 즉, 좌우 다리 길이와 힘 배분이 균형 잡혀 있고, 양발이 균등하게 지면을 밀고 있는 상태를 만드는

것에서 시작합니다.(CHAPTER 8 참조)

또한, 척추가 뒤로 향하는 것도 어렵지만, 얼마나 뒤로 가야 하는지 또는 제대로 갔는지 확인하기 어렵기도 합니다. 그래서 지면과 가까운 다리와 발의 정렬을 먼저 만들어 주고 좌우 균등한 다리 사이 가운데에서 몸속에서 척추를 뒤로 밀어내는 순서로 진행하는 것이 좋습니다.

이때 척추에서 수평 마름모와 이어지는 부분, 즉 가장 튀어나온 등뼈와 엉치뼈를 몸속에서 동시에 뒤로 향하게 하면 정상적인 등뼈의 굽이를 만들어 내는 데 도움이 됩니다. 이 두 가시돌기는 척추 곡선에서 '중심축' 같은 역할을 합니다. 마름모 코어의 교차점인 이 곳을 기준으로 하면, 척추 전체가 보다 안정적이고 정상적인 곡선을 만들 수 있게 됩니다.

이 과정은 단순히 자세를 고치는 게 아닙니다. 다시 정리해 보자면 이렇습니다. 척추를 중력선보다 뒤로 보내는 것이 중요한 이유는 몸속 압력을 회복하는 과정이기 때문입니다. 이 압력이 바로 '코어 힘', 즉 몸을 지탱하는 중심 에너지라고 할 수 있습니다.

몸속에서 척추를 뒤로 보내면, 척추의 가시돌기가 지렛대처럼 작용해서 중력선으로 바닥을 밀어내는 힘이 생깁니다. 동시에 바닥을 향한 힘이 커진 만큼, 반대로 척추를 위로 세우는 힘과 몸을 앞으로 떠받치는 힘으로 반작용하게 됩니다. 궁극적으로, 이것이 바로 움직이면서도 안정적인 바른 정렬의 조건이 되는 것입니다.(CHAPTER 16 참조)

신생아, 진정한 마름모 코어의 에너지

바른 정렬이 보다 자연스럽고 안정적으로 유지되려면, 척추 전체가 수평으로 이동해 다리보다 뒤에 위치하고, 가시돌기가 수직으로 아래를 향하는 힘이 있어야 합니다.

척추 전체가 뒤로 가기 때문에, 척추의 곡선 중에서는 가장 튀어나온 부분들이 가장 뒤로 가야 합니다. 엉치뼈는 등뼈와 위팔을 함께 아래로 당기는 광배근(넓은등근)과 큰볼기근(대둔근)의 시작점으로 작용합니다. 즉, 엉치뼈의 가시돌기가 바닥을 향해 강하게 작용하면 몸통 전체를 아래로 당기고, 엉덩관절을 옆에서 수평으로 강하게 끌어당기는 힘이 발생합니다.(45쪽 그림 참조)

가시돌기의 하강은 단순히 정렬을 맞추는 데 그치지 않습니다. 가시돌기가 아래를 향하면서 척추가 안정될 뿐 아니라, 옆구리 쪽 근육과 근막에 가장 큰 장력이 형성되어 몸의 옆면에서 당김의 힘을 강하게 만들어 내는 조건이 됩니다. 이 장력은 몸속에서 반작용을 일으켜 골반을 앞으로 밀어내는 힘으로 변환되고, 그 결과 넙다리뼈가 앞쪽으로 끄집어내듯 끌려 나오며 다리가 앞을 향하게 만들어 줍니다.(CHAPTER 11 참조)

이렇듯 우리 몸에서도 몸 양옆을 당기는 마름모 형태의 에너지가 생성되며, 이는 골반에서는 엉덩관절을 당기는 시스템으로, 몸통에서는 위팔을 당기는 시스템으로 이어집니다. 이처럼 다리이음뼈와 팔이음뼈는 마름모 형태의 힘의 구조 속에서 서로 연결되어 작동합니다.

그렇게 되면 팔이음뼈의 수평 마름모 사이 공간에 머리의 중앙이 위치하게 됩니다. 그래서 정수리가 중력선에 위치하게 되는데 이는 중력선상에서 궁둥뼈결절과 정수리가 서로 아래와 위의 방향으로 향해 꼬리뼈와 목뼈가 서로 멀어져 척추가 펴지는 것과 같은 힘을 나타냅니다.

결국, 단순히 다리만 정렬하는 것이 아니라, 앞세로인대를 이용해 척추를 뒤로 이동시켜 가시돌기를 수직 하강시키는 정렬이 되어야, 앞세로인대에 압력이 살아나고, 몸속 깊은 압축과 반작용의 힘으로 척추가 펴지며 바로 설 수 있습니다. 이 힘이 바로 효율적인 움직임의 기반입니다. 즉, 잘 서고, 잘 걷고, 잘 움직이기 위해서는 정렬된 다리보다 척추가 뒤에 위치하

마름모 코어 스트레칭

며, 하강의 힘을 갖춘 정렬이 필요합니다.

이러한 마름모 형태의 에너지가 몸통의 압력을 가장 잘 채우고 있는 예로는 신생아를 들 수 있습니다. 갓 태어난 아기들은 본연의 해부학적 구조를 가장 잘 구현하고 있으며, 타고난 신체 에너지로 가득 차 있습니다.

누워 있는 아기를 보면, 특유의 M자 모양의 다리와 W자 모양의 팔이 눈에 띕니다. 이는 앞서 설명한, 앞세로인대를 뒤로 밀고 엉치뼈에서 갈비뼈를 아래로 끌어내리는 에너지의 구체적 결과입니다. M자 다리는 골반의 앞뒤 확장을 통해 엉덩관

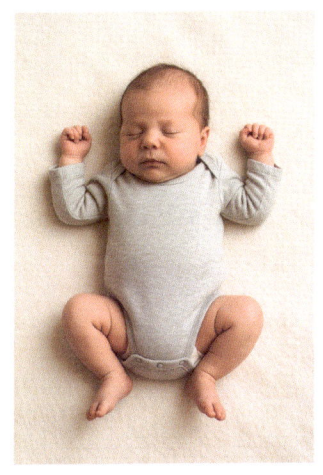 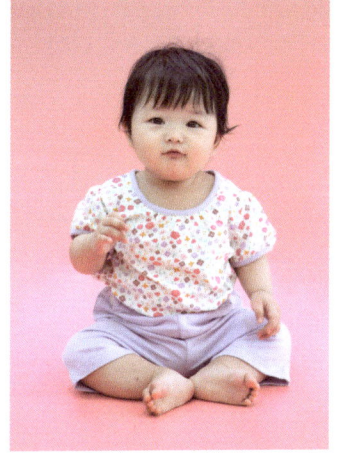

신생아의 W자 팔과 M자 다리 / 앉아 있는 아기의 가쪽돌림된 다리

절의 가쪽돌림(외회전)이 최대치로 나타난 형태이고, W자 팔은 몸통의 앞뒤 확장을 통해 위팔을 강하게 당기는 힘이 최대치로 드러난 형태입니다. 이 모든 구조는 척추가 뒤와 아래를 향해 있는 에너지 상태와 깊이 연결되어 있으며, 그 자체로 해부학적 자세에서 근육이 결대로 수축한 결과이기도 합니다. 특히 두덩뼈와 폐쇄구멍에서 시작해 앞쪽으로 허벅지 근육을 끄집어내는 힘과 뒤로 향하는 척추의 서로 멀어지는 팽팽한 힘을 느낄 수 있습니다. 이 같은 통합적인 시스템은 아기가 앉아 있는 모습에서도 볼 수 있습니다.

일반적으로 성장기가 끝날 때까지는 코어 공간의 이런 에너지 구조가 잘 유지됩니다. 뼈가 길어지면서 근육이 함께 당겨져 활성화되기 때문입니다. 그리하여 근육의 힘이 결대로 작용하면서 수직 마름모와 수평 마름모도 확장되어 압력 역시 확보되는 것입니다.

하지만 성장이 끝난 성인들 중에는 이러한 W자 모양의 팔이나 M자 모양의 다리와 같은 자세를 오히려 더 불편하게 느끼는 예가 많습니다. 실제로 일상의 움직임에서 근육의 결을 반대로 사용하는 경우가 많기 때문입니다. 흔한 예로, 코어에 압력이 찬 상태에서 몸통을 중심으로 팔을 써야 하는데, 팔의 움직임에 몸통을 무너뜨려서 맞추는 경우가 있습니다. 그러다

보면 엉덩관절과 위팔이 가쪽돌림 되는 움직임을 불편해하고 어려워하게 됩니다. 이런 경우, 근육의 결을 반대로 사용하는 셈이어서 코어의 압력이 더욱 많이 빠지고 맙니다.

더군다나 근육을 당기는 힘이 사라져 척추가 앞으로 밀리고 골반의 두덩뼈가 뒤로 밀려 반대로 향하던 힘이 서로 가까워지면 몸의 불편함이 나타나기 시작합니다. 몸을 지탱해 주는 압력이 무너지고 중력선에서 벗어나기 쉽기 때문입니다. 이 즈음에 갑자기 '몸이 전과 같지 않다.'고 느끼기도 합니다. 여기서 더 나아가 앞과 뒤를 향하는 위치가 완전히 바뀌어 척추가 앞으로 향하고 두덩뼈나 궁둥뼈가 뒤로 밀리면 근육을 수축할 수 있는 위치를 벗어나 에너지를 생성할 수 없게 됩니다. 압력은 찌그러지고 정렬 상태도 완전히 무너지게 됩니다. 꼬부랑 할머니, 할아버지처럼 상체가 앞으로 쏟아지는 것입니다.

그래서 코어의 힘을 채우고 자세와 움직임을 바로잡기 위해서는 앞에서 살펴본 바와 같이 몸속에서 몸 밖으로 척추를 밀어내 가시돌기의 위치를 수정하고 수직과 수평 마름모 형태의 확장을 사용해 몸속 압력을 지켜야 합니다.

마름모 코어 key point

❶ 척추의 가시돌기가 중력선보다 뒤에 있어야 비로소 코어
공간에 압력이 생기고, 그 압력이 척추의 아래와 위로 작용해
척추를 세우는 힘이 된다. 이때 다리와 발의 정렬이 선행되어야
하고, 척추 앞면을 뒤로 밀어내는 의식적인 움직임이
핵심이다.

❷ 정렬된 다리로부터 몸속에서 척추의 앞세로인대를 밀어낼 때
골반에서 뒤, 아래, 앞을 향하며 속근육이 함께 수축해 압력이
발생한다.

❸ 수평으로 뒤를 향한 척추에서 가장 튀어나온 엉치뼈와 등뼈의
가시돌기가 바닥을 향하면 척추가 수직으로 길어진다.
이는 또한 좌골결절과 정수리를 연결한 우리 몸의 중력선이
바르게 정렬되게 만들어 준다.

더 알아보기 압력이 살아나는 몸통의 앞뒤 확장

CHAPTER 7

코어를 잘 쓴다는 말의 진짜 의미

진정한 코어 에너지 찾기

지금까지 살펴본 수직 마름모와 상부·하부의 수평 마름모가 교차하는 이 코어 구조는, 우리가 흔히 '코어'라고 말할 때 떠올리는 단순한 복부를 둘러싼 근육만을 지칭하지 않습니다. 몸통 전체를 포함하는 깊고 넓은 공간과 교차되고 확장하는 에너지까지 포함됩니다. 또한, 단지 근육의 수축만 일어나는 곳이 아니라 힘의 흐름이 통과하는 '터널'처럼 작용하는 곳입니다.

이 터널은 위아래로, 앞뒤로, 좌우로 서로 밀고 당기는 힘이 교차하며 만들어집니다. 힘들의 교차로 생기는 내부의 압력과 에너지 흐름이 몸의 아래와 위, 상체와 하체를 연결하는 통로가 되는 것입니다. 마치 터널을 통해 공기나 빛이 잘 흐르듯, 몸 안에서 에너지가 막히지 않고 순환할 수 있어야 합니다. 코어는 바로 그런 순환의 공간이라고 할 수 있습니다.

그렇다면, 우리가 흔히 듣는 "코어에 힘을 주세요."라는 말은 과연 정확하다고 할 수 있을까요? 아닙니다. 코어는 힘을 '주는' 곳이 아니라, 힘이 '들어가는' 곳입니다. 이 두 가지 접근 방식의 차이는 굉장히 중요합니다.

많은 사람들이 코어에 일부러 힘을 주며 몸을 조이고, 고정시키고, 버티는 식으로 접근하고 있습니다. 하지만 그렇게 되면 오히려 움직임이 방해받고, 몸의 흐름은 끊어지고 맙니다. 코어는 바깥에서 억지로 조이는 공간이 아니라, 안에서부터 멀어지는 힘으로 공간이 확장되며 압력이 자연스럽게 채워지는 영역입니다. 그러므로 '코어를 잘 쓴다.'는 말의 진짜 의미는 수평과 수직의 확장 방향을 거스르지 않고, 그 흐름을 감각적으로 따라가는 것입니다.

흔히 이야기되는 코어 근육군은 가로막, 배가로근(복횡근), 골반바닥근, 그리고 뭇갈래근입니다. 이들은 골반바닥에서 가로막까지 이르는 비어 있는 공간을 감싸고 있으며, 뼈가 없는 이 연결 공간을 세심하게 조율해 중심을 유지하는 역할을 합니다.

마름모 코어의 관점으로 이 공간을 좀 더 구체적으로 살펴봅시다. 몸의 뒤쪽에서 이 코어 공간은 아래로 모이는 넓은등근과 위로 모이는 엉덩허리근이 교차되며 마름모 형태를 만듭니다. 넓은등근은 팔과 갈비뼈를 끌고 내려오며 모아 주고, 엉덩허리근은 넙다리를 끌고 올라오며 모아 줍니다. 그 사이의 등허리근막이 힘의 결절점이자 통로가 되는 것입니다.

몸의 앞쪽에서도 역시, 이 비어 있는 공간은 수직 마름모 형태로 존재합니다. 골반뼈와 몸통의 뼈를 연결하면 수직 마름모의 형태인데 이를 연결하는 근육은 가로와 세로 그리고 사

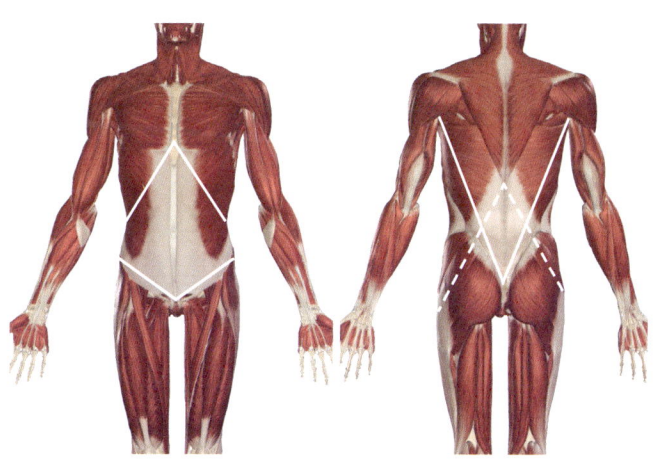

수평으로 앞뒤로 확장하며 수직 마름모의 형태를 갖는 코어 공간

선으로 이 공간을 채웁니다. 이 공간이 좁아지면 척추가 굽게 되기에 이 공간은 길이를 잘 유지해야 합니다. 골반과 몸통을 연결하는 터널 같은 이 공간에서 근육들이 결을 따라 수축합니다. 서로 멀어지는 방식으로 작용하면 압력이 차오르며 몸통이 아래로 무너지지 않게 지탱할 수 있게 됩니다. 그 결과 척추가 세워지고, 몸통은 그 척추의 길이에 맞게 자연스럽게 확장되는 것입니다. 이처럼 코어는 '견고하게 조이는 곳'이 아니라, '균형 있게 멀어지는 힘이 만들어 내는 공간'이어야 한다는 것을 알 수 있습니다.(CHAPTER 12 참조)

그래서 배에 힘을 주고 다니는 습관은 사실 이 전체 조율에 방해가 될 수 있습니다. 배에 힘을 주면 코어 공간이 단단해질 것 같지만, 실제로는 몸 전체 흐름을 가로막고, 정작 중요한 움직임의 유연성과 통로로서의 기능을 해치게 되기 때문입니다.

또한, 움직임을 할 때는 그 영향이 더욱 커질 수밖에 없습니다. 예를 들어, 무게중심이 이동할 때는 단순히 버티는 게 아니라, 척추를 뒤와 아래로 밀어내면서 위와 앞을 확장하는 감각이 필요합니다. 그 과정에서 코어는 중력선과 일치하는 엉덩 관절과 위팔 안쪽을 기준으로 삼아, 위와 아래, 좌우의 균형을 조율해야 합니다. 그리고 나서야 다리와 팔이 바깥으로 뻗어지며 진짜로 살아 있는 움직임이 나올 수 있습니다.

이렇게 조율된 코어는 단순히 중심을 '고정'하는 것이 아니라, 움직임 속에서도 중심을 '유지'할 수 있게 해 주는 능동적이고 생명력 있는 공간이 됩니다. 결국 코어는 몸 전체를 하나로 연결해, 움직임 속에서 살아 있는 균형을 만들어 내는 중심 통로인 것입니다. (구체적으로 어떻게 '멀어지는 수축'을 훈련할 수 있는지는 PART 2에서 알아봅시다.)

고유수용감각으로 찾아가는 코어 사용법

지금까지 속근육과 압력, 바른 정렬과 마름모 코어에 대해 살펴보았습니다. 이 모두는 우리 몸의 해부학적 구조(위치와 방향성)와 연관이 있습니다. 그렇다면 이 부분을 나의 실생활에 적용할 때 꼭 필요한 것은 무엇일까요? 바로 내 몸의 균형 여부와 위치를 감각적으로 파악하고 인지할 수 있어야 한다는 점입니다. 현재의 내 몸 상태를 파악하고 이러한 인지를 토대로 앞서 살펴본 올바른 정렬, 해부학적 위치로 이동할 수 있는 능력이 필요합니다. PART 1을 마치며 그 감각은 일상에서 어떻게 인지할 수 있는지 살펴보고자 합니다.

사람에게는 시각과 청각 그리고 미각, 후각, 촉각과 더불어 여섯 번째 감각이 있습니다. 관절과 인대 그리고 근육의 위치 등을 파악할 수 있는 이러한 감각을 '고유수용감각'이라고 합니다. 이 감각을 잘 활용해야 내가 바로 서 있는 상태인지 아닌지 파악할 수 있습니다.

고유수용감각은 몸의 상태와 위치 그리고 균형 등을 파악해 그 정보를 중추신경계에 전달하는 감각입니다. 근육이 수축하거나 이완할 때 변화하는 신체의 위치를 뇌로 전달합니다. 그리고 운동신경원을 통해 근육으로 신호를 보냅니다. 그런데 이 감각에 왜곡이 있다면 균형을 갖기 어렵습니다. 틀어진 상태를 기준으로 생각하며 바르다고 느낀다면 늘 틀어진 위치를 고수하게 됩니다. 그래서 고유수용감각은 시각을 통해 기준을 수정하고 왜곡을 바로 잡을 때 더욱 효과적입니다.

예를 들어, 정강뼈보다 척추가 뒤로 향하도록 하려고 하는데, 척추가 정강뼈보다 앞에 있는지 뒤에 있는지 파악할 수 없다면 압력을 생성하는 데 어려움이 생길 것입니다. 평소 이런 감각을 사용하지 않았다면 처음에는 위치를 파악하는 자체가 힘들 수 있습니다. 그러나 가만히 서 있을 때뿐 아니라 이동 중에도 또는 움직이면서도 균형 잡힌 압력을 조절하기 위해서는 이 감각을 활용해야 합니다.

나의 고유수용감각을 알아보기 좋은 질문

아랫다리 안쪽이 정강뼈, 밖이 종아리뼈입니다.

☐ 두 정강뼈 사이로 내 척추는 앞에 위치하나요?
혹은 뒤에 위치하나요?

☐ 두 정강뼈 사이에 위치한 척추의 중앙이
일직선인가요? 틀어져 있나요? 틀어졌다면
어느 방향으로 회전되었나요?

☐ 큰볼기근이 수축할 때 엉덩관절의 큰돌기까지
당기나요? 아니면 볼기근에만 힘이 들어가나요?

더불어 내가 움직이려고 하는 근육에 정확한 명령을 내릴 때
도 고유수용감각이 중요합니다. 정렬된 다리보다 앞세로인대
를 뒤로 보낼 때 꼬리뼈부터 목뼈까지 전체를 인지하고 방향
을 설정합니다. 비슷하게 엉덩관절을 뒤로 당길 때에도 그 근
육이 내 몸 어디에서 시작하는지 명확하면 명확할수록 섬세한
조율을 할 수 있습니다. 마찬가지로 겨드랑이가 끝나는 위팔
의 두갈래근고랑의 위치를 정확히 알아야 몸통의 좌우로부터
팔까지의 균형을 맞추기 수월할 것입니다.

이렇듯 머리로 인지한 근육의 위치가 실제로 내 몸 어디인지

정확히 감각할 수 있을 때, 뇌에서 정확한 명령을 내리고 효과적으로 근육을 수축할 수 있습니다. 그리고 전신에 분포된 근육들의 시작점과 착지점을 알고, 당기는 방향에 대한 설정이 명확할 때 그 효과는 더욱 커집니다. 그래서 근육의 이름과 위치 그리고 가야 할 방향을 아는 것에서 움직임의 수정이 시작된다고 해도 과언이 아닙니다.

명령에 따른 움직임 차이 느껴 보기

책상 위에 물건을 멀리 두고 바르게 앉습니다. 손을 뻗어 물건을 집습니다. 두 움직임에 어떤 차이가 있는지 느껴 보세요.

☐ 손부터 나가 멀리 둔 물건을 집습니다.

☐ 몸통의 앞뒤 중앙에서 양 위팔을 몸통 쪽으로 잡아당깁니다. 이 힘을 유지하며 물건을 집습니다.

반복으로 고유수용감각을 깨우기

마지막으로, 정확한 움직임 명령과 더불어 가장 중요한 것은 '반복'입니다. 이런 힘들을 사용한다 해도 빠른 시일 내에

드라마틱하게 몸이 변하는 경우는 드뭅니다. 평소에도 늘 움직임이 있어 근육을 사용하는 경험이 많은 분들은 그 변화가 빠를 수 있습니다.

그러나 근육을 사용한 경험이 없는 분들은 모든 것들이 더딜 것입니다. 몸의 움직임은 정직합니다. 자주 쓰고 반복한 만큼 반응합니다. 근육에 힘이 차오르는 것은 이런 반복을 통해 가능합니다. 근수축이 없어 압력이 빠지고 구조물이 무너져 중력선에서 이탈한 내 몸을 다시 제 위치로 오게 하는 일은 반복적인 노력이 필수입니다. 그 반복에는 몸의 일부분이 아닌 몸 전체를 동시에 인지하는 힘이 필요합니다.

하지만 몸 전체를 동시에 인지하는 일은 결코 쉽지 않습니다. 상체와 하체를 따로 구분해 움직이거나 특정 부위만을 사용해 온 습관이 있다면, 몸 전체의 방향성을 고려하며 움직이는 것이 낯설고 어렵게 느껴질 수 있습니다. 특히, 정렬된 다리보다 척추를 뒤와 아래로 향하게 하면서 속근육으로 압력을 채운다는 개념은 더욱 생소하게 다가올 것입니다.

그러나 겉으로 잘 드러나지 않는 움직임이라 하더라도, 자세를 지탱하는 속근육들은 반드시 작동하고 있어야 합니다. 이 속근육들이 바르게 작동해야 몸이 찌그러지지 않고, 내부 압력이 유지되며 구조적인 안정성이 만들어집니다.

예를 들어, 단순히 다리의 정렬만을 기준으로 보기보다는 척추 전체가 뒤와 아래를 향하도록 이끄는 방향성을 설정하고, 그 상태에서 속근육으로 자세를 지지한 후 겉근육을 활용해야 합니다. 이렇게 척추와 다리에서 시작된 힘이 반작용으로 몸 앞쪽과 위쪽까지 연결되도록 전신의 방향성을 인식하며 움직이면, 언제나 몸 전체에 걸쳐 안정된 압력을 유지할 수 있게 됩니다.

이러한 전신의 사용은 근수축의 질을 높여 주며, 결과적으로 움직임을 수정하고 통증을 완화해, 보다 바른 자세와 기능을 회복하는 데 큰 도움이 됩니다.

마름모 코어 key point

❶ 코어는 힘을 주는 곳이 아니라 결과적으로 힘이 들어가는 곳이다. 또한, 코어는 앞뒤 아래위 사선으로 확장되고 중력과 반중력이 통하는 터널과도 같다.

❷ 코어를 통해 팔과 다리를 몸에 붙이고 사지를 조율할 수 있어야 한다.

더 알아보기 배에 힘을 주지 않고 복압 채우기

PART 2

내 몸에서
마름모 코어의 힘 발견하기
원리

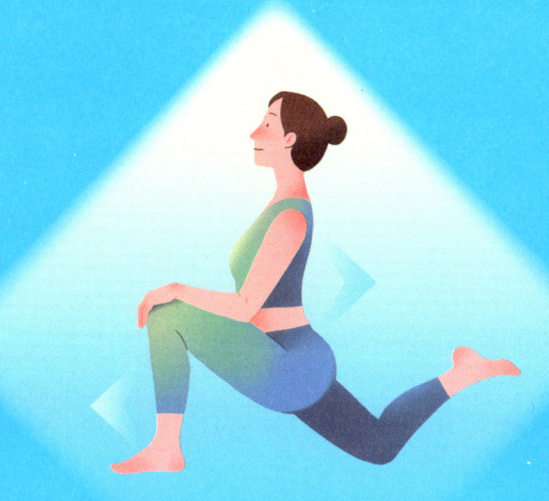

**"건강하고자 한다면
근육을 절대로 수축하자."**

내 몸의 첫 번째 기둥 바로 세우기

정렬의 첫걸음, 바른 지지 기반을 가진 다리

이제부터는 우리 몸의 구조적인 원리를 실제 움직임 속에서 어떻게 인지하고 실천할 수 있을지 알아봅시다. 그 첫걸음은 '바른 지지 기반을 가진 다리'입니다. 우리의 몸을 건물에 비유해 본다면, 다리는 땅 위에 놓인 기초 기둥과도 같습니다. 아무리 위쪽 구조가 잘 설계되어 있어도, 기초가 삐뚤거나 약하면 건물 전체가 기울고 불안정해지듯이, 다리의 정렬은 몸 전체의 안정성과 기능에 결정적인 영향을 줍니다.

땅과 닿아 있는 발과 그 위로 연결된 정강뼈(경골), 종아리뼈

(비골), 넙다리뼈는 하나의 연결된 시스템으로 작동합니다. 나무도 뿌리가 고르게 박히지 않으면 줄기가 휘고, 결국 잎과 가지의 방향까지 달라지듯, 다리의 정렬이 바로 서야 척추와 상체까지 안정적으로 설 수 있습니다.

몸속 압력을 만들 때는 정렬된 다리로부터 앞세로인대를 뒤로 미는 힘을 바탕으로 해야 합니다. 공중에 떠 있는 척추는 오른다리와 왼다리의 균형 가운데 위치하게 됩니다. 그래서 두 다리의 정렬은 무엇보다도 중요합니다. 그렇다면 바르게 정렬된 다리는 어떤 형태와 방향을 갖고 있을까요? 앞서 살펴보았듯이 골반을 통해 넙다리는 가쪽돌림이라는 회전을 갖습니다. 이 회전이 그대로 아랫다리까지 연결되면 정강뼈는 앞을 향하고 종아리뼈는 뒤를 향하게 됩니다. 골반의 앞뒤 확장이라는 연장선에서 넙다리뼈를 통해 아랫다리 또한 앞뒤 확장의 방향을 가지게 됩니다.

바른 정렬을 갖춘 다리는 단지 뼈의 배열이 맞는다는 의미만은 아닙니다. 그것은 마치 줄이 팽팽하게 당겨진 텐트처럼, 보이지 않는 힘의 균형 속에서 안팎의 긴장과 이완이 조화를 이루고 있다는 뜻이기도 합니다. 척추와 골반을 중심으로 앞뒤, 위아래로 확장되는 힘이 속근육을 통해 다리와 발까지 연결될 때, 우리는 비로소 지면을 단단히 딛고 설 수 있는 '지지 기반'

을 갖게 됩니다. 그래서 다리를 정렬할 때도 앞뒤 확장의 개념을 적용해야 합니다. 이렇게 앞뒤로 확장한 다리와 발의 정렬로부터 척추를 뒤로 밀어낼 때 다시 골반을 통해 다리와 발로 연결되는 순환의 에너지를 갖게 됩니다.

인체를 큰 그림으로 보면 골반의 수평 마름모로 인해 끄집어 내지듯 앞으로 향하는 두 허벅지 사이에서 척추는 뒤로 향하며 균형을 만들어 냅니다. 이 균형 안에서 엉치뼈와 궁둥뼈는 바닥을 누르는 지렛대 역할을 하며 엉덩관절에서 넙다리뼈가 다리와 발을 거쳐 지면을 밀어내는 보행을 할 수 있도록 해 줍니다.

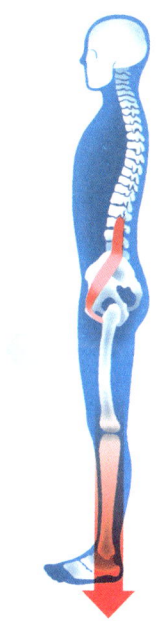

이렇게 몸 제일 아래에서 보행의 근간이 되는 골반의 앞뒤 확장은 가로막의 앞뒤 확장과 몸통의 앞뒤 확장 그리고 겨드랑이의 앞뒤 확장하는 힘과 합쳐져 목과 머리의 위치를 바로 세울 수 있도록 연결됩니다.

골반의 앞뒤 확장을 통한 허벅지와 척추의 방향

정강뼈는 앞으로, 종아리뼈는 뒤로 보내기

바르게 정렬된 다리의 모습을 보면, 무릎이 앞을 향하고 있음을 알 수 있습니다. 아랫다리에 있는 두 개의 뼈 중 중심에 가까운 안쪽이 정강뼈이고, 바깥쪽이 종아리뼈입니다.

앞서 살펴보았듯, 해부학적 자세에서의 골반은 앞뒤로 확장하며 골반 중립을 만들고, 엉덩관절을 뒤로 당기고 넙다리 몸통 뒤쪽을 앞으로 끄집어내 가쪽돌림이 있는 자세를 만듭니

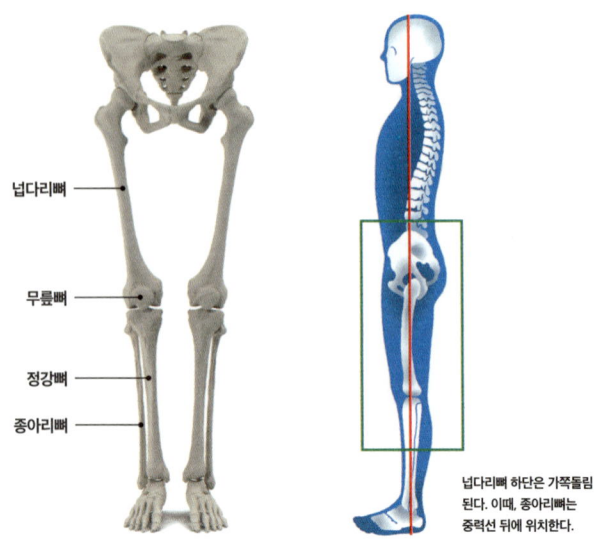

넙다리뼈

무릎뼈

정강뼈

종아리뼈

넙다리뼈 하단은 가쪽돌림
된다. 이때, 종아리뼈는
중력선 뒤에 위치한다.

넙다리뼈와 연결된 다리의 해부학적 자세 / 옆 중력선과 일치하는 넙다리뼈와 정강뼈

마름모 코어 스트레칭

다. 중력선에 위치한 엉덩관절은 가쪽돌림을 가지며 넙다리뼈 몸통은 약간 휘어있습니다. 그리고 넙다리뼈 하단은 중력선보다 뒤에 위치하는 면적이 많은 것을 볼 수 있습니다.

　이것으로 넙다리뼈 하단 바깥쪽은 엉덩관절과 함께 뒤를 향하고 안쪽은 앞을 향하는 힘을 가질 때 무릎이 정면을 향하는 것을 알 수 있습니다. 이렇게 골반의 앞뒤 확장은 가쪽돌림이라는 힘으로 다리와 연결되며, 그 결과 종아리뼈는 뒤를 향하고 정강뼈는 앞을 향하게 합니다. 그래서 정강뼈머리는 중력선에 위치하고 종아리뼈머리는 중력선보다 뒤에 위치하게 됩니다.

　이렇듯 앞뒤 확장의 힘은 전신에 걸쳐 나타납니다. 그래서 정렬된 다리는 엉덩관절의 가쪽돌림으로 만들어진 넙다리뼈의 해부학적 자세와 다시 연결됩니다. 뒤에서 더 자세히 살펴보겠지만, 이러한 정렬은 발과도 연결되어 발의 안쪽 아치 구조를 만들어 냅니다.

　그렇다면 이번에는 넙다리뼈와 아랫다리의 결합이 정상 범주에서 벗어난 모습을 살펴봅시다. 엉덩관절부터 넙다리뼈 하단까지 가쪽돌림이 되어야 무릎이 앞을 보는 정렬 상태를 가질 수 있는데, 넙다리뼈 하단의 가쪽돌림은 상실되었고 아랫다리와 결합하는 각도와 위치에 따라 변형된 다리의 모습이 나타납니다.

넙다리뼈의 가쪽돌림 상실은 해부학적 자세에서 이미 벗어난 상태입니다.이것은 넙다리뼈와 다리의 결합이 제대로 이루어지지 않았음을 의미합니다. 이처럼 정렬이 무너진 상태에서는 중력선을 기준으로 볼 때, 넙다리뼈 하단이 중력선보다 앞쪽으로 튀어나와 있는 것을 확인할 수 있습니다.

이때 다리의 위치를 결정짓는 중요한 구조가 바로 엉덩관절, 넙다리뼈 하단, 그리고 종아리뼈머리입니다.

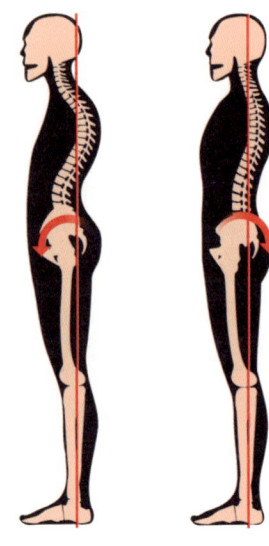

왜곡된 체형에서는 **넙다리뼈**가 중력선보다 앞에 위치한다.

왜곡된 체형에서의 **넙다리 위치**(골반의 전방경사, 후방경사)

마름모 코어 스트레칭

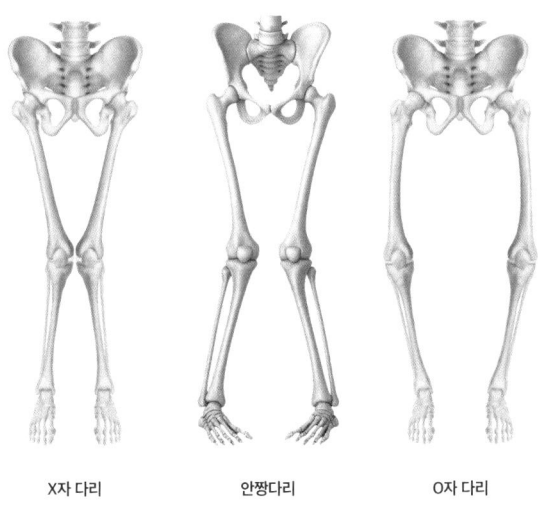

X자 다리　　　　　　　안짱다리　　　　　　　O자 다리

왜곡된 체형에서의 넙다리뼈와 아랫다리의 결합

　따라서 무너진 자세를 바로 세우기 위해서는, 먼저 넙다리
뼈 하단의 방향을 고려해 다리의 위치를 조정해야 합니다. 넙
다리뼈 하단을 가쪽으로 돌리고, 종아리뼈는 뒤로, 정강뼈는
앞으로 향하도록 의도된 방향을 설정합니다. 이렇게 넙다리
뼈, 다리, 발이 서로 유기적으로 연계되도록 정렬함으로써, 균
형 잡힌 다리 정렬을 만들어 낼 수 있습니다.

바른 정렬의 뿌리, 올바른 발의 사용

발에는 두 가지 종류의 근육이 있습니다. 하나는 발에서 시작해 발에서 끝나는 내재근육이고, 다른 하나는 다리에서 시작해 발로 이어지는 외재근육입니다. 이 외재근육들은 대부분 다리 앞쪽에서는 발등으로 연결되고 다리 뒤쪽에서는 발바닥과 연결됩니다.

이때 중요한 점은, 다리의 위치와 방향이 발의 기능에 큰 영향을 준다는 것입니다. 근육의 수축으로 발을 효과적으로 당기기 위해서는 근육이 시작되는 지점인 다리가, 근육이 도달하는 지점인 발보다 뒤에 위치해야 합니다. 마치 활시위를 뒤에서 당겨야 제대로 힘이 전달되는 것처럼, 확실하게 다리는 발보다 뒤쪽에 있어야 합니다.

지금까지의 논의들을 종합해 보면, 넙다리뼈 하단을 바깥쪽으로 회전하는 힘이 있어야 다리에서 발을 당기는 근육들을 결대로 사용하기 쉽습니다. 그러나 반대로 엉덩관절이나 넙다리뼈 하단 그리고 종아리뼈머리가 안쪽으로 무너지듯 돌아가면 근육을 결대로 사용하지 못하게 됩니다. 심지어 다리의 변형이 오거나 발바닥의 아치가 무너지고 발가락이 변형되는 등 구조적인 문제까지 발생할 수 있습니다.

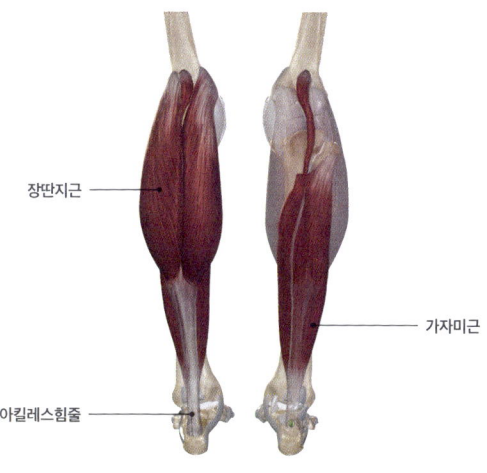

장딴지근

가자미근

아킬레스힘줄

종아리세갈래근

    그림을 보면, 종아리 뒤쪽에 얕은 층에 위치한 종아리세갈래근이 보입니다. 이 근육은 안쪽의 가자미근과 겉쪽의 장딴지근(비복근)으로 구성됩니다.

    바로 이 부분이 엉덩관절부터 넙다리뼈 하단 그리고 종아리뼈머리가 가쪽으로 회전하는 것과 연결되는 부분입니다.

- ◆ 가자미근: 정강뼈와 종아리뼈 뒤쪽에서 시작하여 아킬레스 힘줄로 이어집니다.
- ◆ 장딴지근: 넙다리뼈 아래쪽에서 시작해 역시 아킬레스힘줄로 연결되며, 이 힘줄은 발꿈치뼈에 닿습니다.

두 개의 근육 머리를 가지고 있는 장딴지근은 넙다리뼈 하단에서 시작해 아킬레스힘줄과 발꿈치뼈로 연결되며, 발꿈치뼈는 발바닥과 발가락으로 이어지는 근육들이 시작되는 지점입니다. 이 근육들을 모두 연결하면 넙다리뼈 하단부터 발꿈치뼈를 통해 발가락까지 연결된 것을 볼 수 있습니다. 이처럼 넙다리뼈 하단에서 시작해 발가락까지 이어지는 당기는 힘은, 도형으로 표현하면 'ㄴ(니은)'자, 즉 직각 형태로 연결됩니다. 그러므로 이 근육들이 시작하는 넙다리뼈 아래의 각도가 아주 중요합니다.

이 직각이 무너지지 않도록 하려면, 넙다리뼈 하단 바깥쪽이 중력선보다 뒤에 위치하는 면적이 많아야 합니다. 그렇게 되면 종아리뼈는 정강뼈보다 뒤에 위치하며, 전체적인 다리 정렬이 안정됩니다. 다시 말해, 엉덩관절부터 넙다리뼈 하단, 종아리뼈까지 바깥으로 회전하는 힘이 연속되어야, 아래쪽 근육들이 곧고 수직으로 아킬레스힘줄까지 연결될 수 있습니다.

이렇게 좌우 다리에서 발바닥까지 근육이 직각으로 연결되고, 그 수축력이 균형을 이루면 우리는 중력선 위에 안정적으로 설 수 있게 됩니다. 이 상태에서 종아리 근육은 펌프처럼 작동하여 지면으로부터의 반발력을 흡수하고 반응하게 됩니다. 또한 발가락뼈의 정렬이 안정되면서, 발꿈치, 새끼발가락, 엄지발가락으로 고르게 지면을 누를 수 있습니다.

반대로 넙다리뼈 하단이 중력선보다 앞에 위치하는 면적이 많게 되면 어떻게 될까요? 종아리뼈가 앞쪽으로 밀리고 정강뼈는 뒤로 가며 다리는 벌어지게 됩니다. 그 결과 족궁이 무너지거나 발가락이 휘는 등의 변형이 나타날 수 있고, 무게중심도 발가락 쪽으로 쏠려 균형을 잃게 됩니다.

따라서 정렬된 다리란, 넙다리뼈 아래 바깥쪽이 뒤를 향하며 종아리뼈는 뒤에 정강뼈는 앞에 위치하게 합니다. 그리고 아킬레스힘줄을 수직으로 당겨 발바닥까지 힘을 곧게 전달할 수 있는 다리입니다. 이 구조는 단지 서 있을 때뿐 아니라, 걷거나 달릴 때 지면을 밀어내는 추진력으로도 이어집니다.

결론적으로, 움직임을 수정하기 위해서는 땅에 닿은 다리의 첫 기둥이 이 직각 구조를 만들 수 있도록 위치시킬 줄 알아야 합니다. 이것이 우리가 서고, 걷고, 움직이는 모든 동작의 기반이 됩니다.

다리 정렬과 지면 반발력 연결을 위한 정렬 연습

넙다리뼈 아래, 그중에서도 바깥쪽이 앞서 설명했던 것처럼 중력선보다 뒤로 많이 위치해야 합니다. 그래야 종아리뼈가 정강뼈보다 뒤에 위치하게 됩니다. 엉덩관절과 연결해 넙다리뼈 아래 이 위치까지 가쪽돌림의 연장선에 놓여 있어야 종아리뼈가 자기 위치에 있을 수 있는 것입니다. 그렇게 될 때 종아리 근육이 아킬레스힘줄까지 당기며 수직으로 연결됩니다.

제대로 서 있는지 체크해 봅시다.

☐ 발을 11자로 놓고 섭니다. 양쪽 종아리뼈는 뒤를, 정강뼈는 앞을 향하고 있는지 확인합니다.

☐ 넙다리뼈 하단이 안쪽돌림되어 있다면 무게중심이 발가락 쪽으로 쏠리기 쉽습니다. 이 경우, 발을 11자로 유지한 채 넙다리뼈 하단을 가쪽으로 돌립니다.

☐ 종아리뼈는 뒤로, 정강뼈는 앞으로 향하게 조정합니다. 이 힘은 복사뼈로 이어지며, 종아리의 복사뼈(바깥쪽)는 뒤로, 정강이의 복사뼈(안쪽)는 앞으로 향하게 정렬합니다.

좌우 다리에서 이 직각의 힘이 팽팽할 때 다리는 중력선에 위치해 바로 설 수 있습니다. 그리고 지면반발력이 통하는 길로 종아리 근육도 펌프의 역할을 할 수 있습니다. 또한 이들 근육의 균형적인 근수축으로 발가락뼈가 엎침이나 뒤침 없이 바르게 정렬될 수 있습니다. 그래서 발꿈치와 새끼발가락 그리고 엄지발가락으로 지면을 고루 누르게 됩니다.

☐ 정렬된 자세에서 장딴지 근육을 사용해 넙다리뼈 하단부터 아킬레스힘줄까지 수직으로 당깁니다. 좌우 동일한 강도와 방향으로 당기는 것을 유지합니다.

☐ 발꿈치를 뒤로 길게 향하게 하며, 새끼발가락부터 엄지발가락까지 순차적으로 당깁니다.

발바닥과 발등의 근육이 절대로 긴장되며, 아킬레스힘줄 바깥쪽은 서로 조이고 안쪽은 위로 상승하는 힘으로 연결됩니다. 아킬레스힘줄의 조임은 골반바닥의 궁둥뼈 조임으로 이어져 골반과 척추가 연결되기 때문입니다. 궁둥뼈가 조여지며 바닥을 향하면 엉덩뼈와 엉치뼈가 뒤로 밀려납니다. 척추 양옆의 근육들이 중심을 향해 조이며, 척추의 가시돌기를 바닥으로 끌어당기는 동시에 위로 끌어올리는 이중의 힘을 만듭니다.

이 모든 움직임은 지면을 강하게 밀어내는 수직 힘을 만들고, 동시에 지면의 반작용을 온몸으로 받는 구조를 형성합니다. 따라서 다리 정렬은 단순한 모양이 아닌, 골반과 척추까지 이어지는 유기적 연결의 핵심입니다. (넙다리뼈 하단 안쪽과 정강뼈머리는 두덩결합과 연결된 근육과 함께 정렬되어야 하는데, 이 점에 대해서는 CHAPTER 11 참조)

이렇게 몸은 유기적으로 연결되어 있기 때문에 정렬이 무너진 상태에서 바로 서기 위해서는 의도를 갖고 근육을 결대로 사용해야 합니다. 다리가 무너지면 넙다리뼈와 골반도 무너지게 되고 골반 사이 척추까지 영향을 끼치게 됩니다. 그러므로 O자 다리, X자 다리 등 변형이 있다면 반드시 척추와 골반의 위치까지 함께 고려하며 개선해야 합니다.

마름모 코어 key point

❶ 넙다리뼈 하단부터 아킬레스힘줄을 거쳐 발가락까지 좌우 직각의 힘을 갖는다.

❷ 좌우 아킬레스힘줄 바깥쪽은 서로 조이는 힘을 갖고 지면을 밀어낸다.

❸ 이 위치에서 아킬레스 안쪽은 족궁을 당기는 힘과 함께 상승의 힘을 갖는다.

더 알아보기 정강뼈와 종아리뼈의 방향

CHAPTER 9

코어의 압력이 살아나는
정렬 찾기

앞세로인대로 위치를 수정하고 압력을 만든다

인체의 정렬은 단순히 외형적인 자세의 문제가 아니라, 뼈와 인대, 근육들이 서로 어떻게 힘을 주고받으며 공간을 구성하느냐의 문제입니다. 특히 몸의 중심 기둥인 척추의 앞면을 따라 내려가는 앞세로인대는, 단지 척추를 지지하는 수동적 요소가 아니라, 몸 전체의 공간을 열고 중심선을 확보하는 데 결정적인 작용을 합니다.

척추 안쪽에는 널힘줄로 목뼈부터 꼬리뼈까지 길게 하나로 연결된 앞세로인대(전종인대)가 있습니다.[6] 이 앞세로인대를 몸속에서 몸 밖으로, 즉 뒤쪽으로 밀어내는 힘이 자세에는 매우 중요한데, 왜냐하면 이 힘이 척추를 중력선보다 약간 뒤쪽에 자리잡게 해 주기 때문입니다.

발과 다리가 안정되었다면, 몸속 깊은 곳에서 몸통을 뒤로, 또 수평으로 밀어내는 의식적 움직임이 필요합니다. 척추 앞쪽 면에 꼬리뼈부터 목뼈까지 붙어 있는 앞세로인대를 몸속에서 몸 밖을 향해 뒤로 밀어냅니다. 앞세로인대는 목에서 꼬리뼈까지 이어지면서 척추의 전방을 감싸고 있습니다.(CHAPTER 9 참조)

압력이 부족하여 이 인대가 무너져 있는 경우에는 앞세로인대가 눌려지거나 휘어질 수 있는데, 이는 거북목이나 척추전만으로 이어질 수 있습니다.

척추가 중력선보다 뒤에 위치하는 것은 척추의 자연스러운 굽이를 유지하는 데 매우 중요한 힘입니다. 그러므로 만약 척추가 뒤로 밀려나지 못하고 몸통의 앞뒤 확장 에너지가 부족하여 앞세로인대와 연결된 구조물이 짧아져 있다면 거북목이나 척추전만 같은 변형이 올 수 있습니다.

그렇다면 앞세로인대 전부를 이완해 몸속에서 정렬된 다리

---

6 앞세로인대: 몸속 척추 앞면에 목뼈에서 꼬리뼈까지 길게 분포한다. 목뼈와 복장뼈, 가로막과 허리뼈 등에 근육과 널힘줄로 연결되어 있다.

마름모 코어 스트레칭

보다 뒤로 밀어내는 힘은 어떻게 만들 수 있을까요?

몸속에서 '몸 밖을 향해 앞세로인대를 밀어낸다.'는 말이 낯설게 느껴질 수 있습니다. 늘 몸 앞을 향하며 움직여 왔기 때문에 몸 뒤편에서 방향을 설정하고 움직인다는 것은 쉬운 일이 아닙니다. 대부분 뒤로 넘어질 것 같은 불안감을 느끼고, 뒤로 향하는 움직임에 소극적이 됩니다. 그래서 몸속에서 뒤를 향해 밀어 압력을 채운 경험이 없는 초보자가 압력을 채울 때는 안정성을 확보하는 것이 중요합니다.

그래서 정렬된 다리와 좌우로 압축된 궁둥뼈결절 사이로, 바닥에서 가까운 꼬리뼈부터 몸속에서 몸 밖을 향해 밀어냅니다. 압력을 갖고 있지 못한 경우 이 순서로 확장하며 에너지를 생성할 때 안정성을 유지하며 확장할 수 있게 됩니다. 이는 뼈 위에 제일

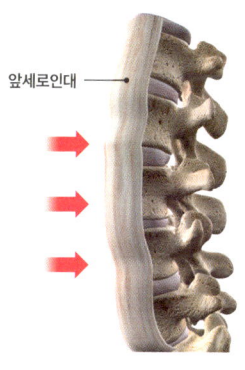

앞세로인대

앞세로인대를 밀어내는 힘의 방향

처음 형성되는 1단계 근육의 근수축 방향과도 같으며 코어의 압력 생성에 기반이 됩니다. 정렬된 다리로부터 꼬리뼈(미골), 엉치뼈(천골), 그리고 허리뼈(요추), 등뼈(흉추), 목뼈(경추) 순으로 밀어냅니다. 아래부터 위쪽으로 몸속에서 순차적으로 뒤로 밀어내 엉덩관절과 겨드랑이 사이가 중력선에 위치하는 것을 확인합니다.

꼬리뼈부터 몸속에서 몸 밖을 향해 밀어낼 때, 궁둥뼈결절은 좌우 정강이의 복사뼈 위에 위치해 바닥을 밀어내는 힘을 갖습니다. 이 위치는 옆 중력선의 위치이며 이 힘이 기준점이 됩니다. 중력선에 위치한 정렬된 다리로부터 골반바닥은 앞뒤로 밀리면서 꼬리뼈를 뒤로 미는 힘이 생깁니다. 이어서 꼬리뼈를 안쪽에서 몸 밖으로 밀어내는 힘을 바탕으로 엉치뼈(천골)를 밀어냅니다. 꼬리뼈를 밀면 엉치뼈의 가시돌기도 바닥을 향하게 됩니다. 골반의 앞뒤 균형(두덩뼈는 앞으로, 엉덩뼈는 뒤로)이 맞춰지므로, 엉치뼈를 밀어내기 수월해집니다.

엉덩뼈가 뒤로 향하면 허리뼈 몸통이 중력선에 일치하여 정렬되고, 가장 튀어나온 등뼈인 흉추 7번을 밀어내면, 가시돌기가 바닥을 향하면서 몸이 세워집니다. 마지막으로 목뼈(경추)까지 밀어내야 하는데, 이렇게 되면 비로소 척추 전체가 몸속에서 뒤로 미는 힘으로 서 있게 됩니다. 꼬리뼈와 목뼈가 서

마름모 코어 스트레칭

로 멀어지며 척추를 펴듯 궁둥뼈결절과 정수리가 서로 멀어지며 중력선에 위치하게 됩니다.

대부분 앞을 향하고 앞을 바라보고 앞으로 뻗는 움직임으로 몸 뒤쪽 영역을 등한시하기 쉽습니다. 그러나 내 몸 뒤편 특히, 척추에는 땅으로 박혀 지지하게 해 주고 몸을 바로 세워 주며 가볍게 몸을 쓸 수 있도록 하는 많은 근육의 시작점이 있습니다. 그래서 몸속에서 앞세로인대를 뒤로 밀어내 척추의 위치를 찾는 일은 아주 중요합니다.

초보자라면 정렬된 다리에서 꼬리뼈부터 앞세로인대를 밀어 뒤와 아래를 향하며 안정성을 확보해 봅시다. 고유수용감각을 통해 정렬된 위치에 대한 각인이 되어 있다면, 위쪽 등뼈의 가시돌기부터 누르며 더 강력한 지렛대를 사용할 수도 있을 것입니다. 이는 더 큰 활동 범위를 갖고 안정적인 스포츠 활동의 기반이 될 수 있습니다.

앞세로인대를 왜 뒤로 밀어야 하는가

앞서 정렬된 자세를 살펴볼 때, 양쪽 다리를 넙다리뼈 하단에서부터 회전시키고, 이로 인해 골반 하단의 궁둥뼈가 압축된다는 점을 보았습니다. 이와 같은 압축은 좌우 동일하게 작용하며, 골반바닥 근육 및 햄스트링과 연결된 하체의 기초를 안정화시키는 역할을 해 줍니다. 그런데 이 좌우의 압축이 생기면 앞뒤 방향은 자연스럽게 확장되며, 이때 두덩뼈는 앞으로, 꼬리뼈는 뒤로 이동하게 됩니다. (CHAPTER 10 참조)

바로 이 순간, 몸 내부에서 앞세로인대가 뒤로 밀려나야 할 필요성이 발생합니다. 왜냐하면, 앞세로인대는 두덩뼈에서 시작된 앞 방향의 확장을 받아 주는 중심축이기 때문입니다. 골반이 앞뒤로 벌어지며 중심을 찾아갈 때, 앞세로인대가 여전히 몸 안쪽 깊숙이 움츠려 있다면, 몸은 그 중심선으로 정렬되지 못합니다. 앞세로인대가 뒤로 밀리면서 몸 내부에서 바깥으로의 방향성을 갖게 될 때, 비로소 척추가 제자리에서 곧게 뻗을 수 있는 여지가 생기는 것입니다.

또한, 앞세로인대가 뒤로 밀리면 척추의 중심에서부터 가시돌기가 바깥쪽으로, 다시 말해 뒤중력선 쪽으로 자리하게 됩니다. 이는 몸의 외부에서 보이는 척추의 정렬뿐 아니라, 내부에서 생기는 코어 압력의 균형에도 관여하는데, 척추의 앞과 뒤, 내부와 외부가 서로 밀고 당기며 '뒤로 향하는 구조'와 '앞을 향한 반작용' 사이의 긴장을 통해, 몸은 자기중심을 회복하고 기능적 확장을 이룰 수 있음을 시사합니다.

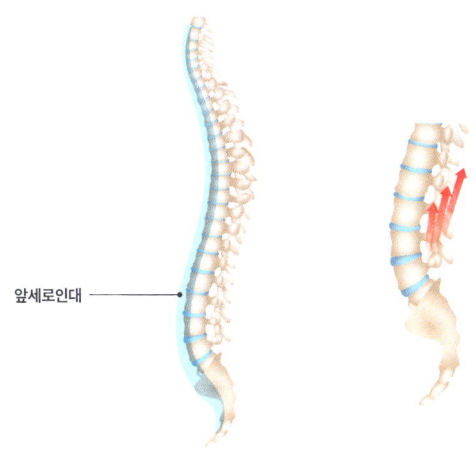

앞세로인대

앞세로인대와 뭇갈래근의 방향

더욱이 맨 오른쪽 그림인 뭇갈래근의 방향을 보면 가로돌기에서 가시돌기로 향합니다. 척추의 가로돌기에서 시작해 가시돌기 쪽으로 사선으로 뻗는 뭇갈래근의 방향은 이 전체 구조를 이해하는 데 중요합니다. 이 힘은 아래로 향하는 힘에 반하여 상승하는 힘으로 척추의 폄과 연관이 있습니다.(CHAPTER 15 참조)

이렇듯 척추는 몸속에서 몸 밖으로 향하는 가로의 힘과 아래위를 향하는 세로의 힘 모두를 갖고 있습니다. 다시 말해, 앞세로인대는 수동적으로 '당겨지는 것'이 아니라, 능동적으로 뒤로 밀려야 척추의 폄, 척주의 안정성, 그리고 중심선 확보라는 세 가지 핵심 기능이 동시에 작동할 수 있는 것입니다.

마지막으로, 앞세로인대가 뒤로 향하면, 그것이 몸 전체를 지탱하는 세로축의 중심이 됩니다. 골반의 엉치뼈, 갈비뼈, 그리고 위팔까지 이어지는 연쇄적인 근육의 수축과 당김이 모두 이 축을 기준으로 작동합니다. 그러므로 앞세로인대를 뒤로 밀어내는 일은 단순히 어떤 인대를 '움직인다'는 문제가 아니라, 몸의 세로 방향 힘을 통합하고 중력선에 대한 반응성을 회복하는 구조적 개입이라고 할 수 있습니다.

마름모 코어 key point

❶ 초보자는 꼬리뼈 – 엉치뼈 – 허리뼈 – 등뼈 – 목뼈 순으로
  앞세로인대를 밀어낸다.

❷ 앞세로인대를 뒤로 밀 때 척추의 가로돌기도 같이 뒤로 향한다.
  그래서 가로돌기에서 시작하는 갈비뼈와 엉덩뼈도 함께 뒤를
  향하며 압력을 생성한다.

❸ 척추가 바른 위치에 있다면 꼬리뼈와 목뼈가 멀어지고,
  중력선에 위치한 궁둥뼈결절과 정수리도 멀어진다.

더 알아보기 수평 마름모와 수직 마름모 해부하기

마름모 코어 스트레칭

없이는 기능적 압력이 형성되기 어렵기 때문입니다.

골반의 중립을 유지하려면, 골반의 하방 구조인 궁둥뼈는 중력선에서 아래를 향하고, 꼬리뼈와 엉치뼈는 뒤로 향해야 합니다. 이때 관건은 척추의 앞면에 위치한 앞세로인대가 뒤로 밀려나며 공간을 확보해 주는 것입니다. 하부 수평 마름모의 앞뒤 꼭짓점이 멀어지면, 곧 엉덩뼈가 뒤로 이동하고 동시에 두덩뼈가 앞으로 향하면, 골반 전체는 앞뒤로 팽창하는 장력 구조를 이룹니다. 이 팽팽한 장력은 코어 공간의 내부 압력을 형성하고, 엉덩관절의 깊은가쪽돌림근들과 함께 골반바닥을 안정화합니다.

앞서 언급했듯, 다리와 발을 바르게 정렬하면 햄스트링이 시작되는 좌우 궁둥뼈가 압축됩니다. 아킬레스힘줄이 수직으로 유지되는 상황에서 골반바닥은 좌우로 좁아지고 앞뒤로 멀어지는 기반을 갖게 됩니다. 물론, 반대 방향의 에너지로도 똑같이 이어집니다. 골반이 앞뒤를 향하고 좌우로 좁아져도 넙다리뼈의 가쪽돌림과 다리의 해부학적 위치를 거쳐 아킬레스힘줄이 수직이 되도록 연결할 수 있습니다. 이렇듯 골반바닥과 발의 정렬은 해부학적으로 밀접한 연관이 있습니다.

궁둥뼈를 압축해 바닥을 누르고 앞세로인대로 꼬리뼈와 엉치뼈를 뒤로 밀어내면 골반 중립이 유지됩니다. 척추가 뒤로 확장되며 엉치뼈의 가시돌기가 바닥을 향하면 엉덩뼈의 제일 높은 곳인 엉덩뼈능선이 뒤로 향하고 이때 엉치엉덩관절(천장관절)의 좌우 균형을 맞춥니다. 골반의 볼기뼈는 엉덩뼈, 궁둥뼈, 두덩뼈가 하나로 연결되어 있어서, 엉덩뼈 맨 위가 뒤를 향하면 두덩뼈는 앞을 향하게 됩니다. 그러면 엉덩근이 작은돌기를 당길 수 있는 위치가 되고 바깥폐쇄근이 큰돌기를 당길 수 있는 위치가 됩니다.(CHAPTER 2 참조) 골반의 뒤와 앞에서 엉덩관절 안쪽으로 들어가 작은돌기와 큰돌기를 당겨 엉덩관절을 가쪽돌림으로 만듭니다.

그런데 만약 이때 꼬리뼈와 엉치뼈의 앞세로인대가 뒤를 향하지 않으면 골반이 후방경사가 될 수 있습니다. 그렇기 때문

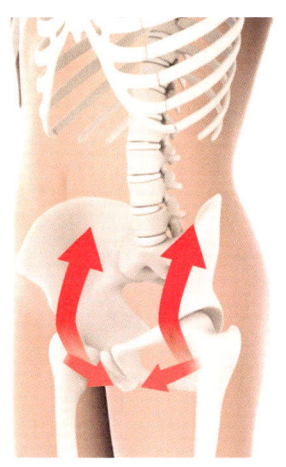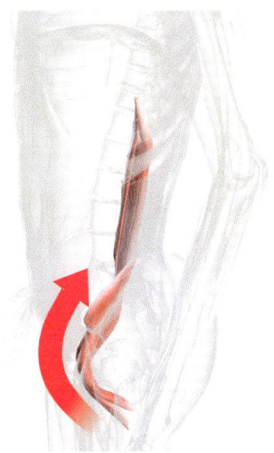

골반 중립을 만드는 방향과 엉덩허리근

에 엉덩뼈는 반드시 꼬리뼈, 엉치뼈와 함께 뒤를 향해야 합니다. 골반에서 서로 앞뒤로 향하며 양쪽에서 엉덩관절을 당기는 이 팽팽한 힘은 골반 속 압력으로 연결됩니다. 그리고 수평 마름모의 깊은가쪽돌림근도 역시 골반 아래쪽에서 근수축을 통해 앞뒤로 확장하고 좌우로 좁아지며 압력을 채웁니다.

틀어진 골반 바로잡기

이와 같은 앞뒤 확장의 힘이 부족하거나 없다면 근수축이 제대로 이뤄지지 않아 골반 불균형이 올 수 있습니다. 척추의 앞세로인대가 뒤로 밀리지 못한다면 꼬리뼈와 엉치뼈 역시 뒤로 가지 못하고, 결과적으로 엉덩관절을 당기는 힘을 가질 수 없게 되어 골반은 후방경사되어 구조적 중립을 잃게 될 것입니다. 엉덩관절이 중력선보다 앞에 위치하면 넙다리뼈 아래 또한 중력선에 위치할 수 없기 때문에 다리의 정렬까지 무너질 수밖에 없습니다. 그러면 엉덩관절을 지나 넙다리뼈의 회전에도 불균형한 영향을 주며, 다리의 해부학적 정렬마저 붕괴시키는 연쇄 반응을 일으키게 됩니다.

골반의 불균형을 전방경사, 후방경사, 좌우 틀어짐으로 나누어 살펴보겠습니다.

마름모 코어 스트레칭

◆ 전방경사: 엉치뼈와 엉덩뼈 모두 뒤로 향하는 힘이 없고 두
 덩뼈와 함께 바닥을 향해 엎어져 있을 때 나타납니다.

◆ 후방경사: 엉덩뼈능선은 뒤를 향하고 있지만 엉치뼈와 꼬리
 뼈는 뒤로 가지 못할 때 나타나며 골반이 누워 있는 모습을
 하고 있습니다.

◆ 골반의 좌우 틀어짐: 엉치뼈와 두덩뼈 그리고 두덩뼈와 연
 결된 가지가 좌우로 기울어질 때 나타나기 쉽습니다. 이 경
 우, 엉덩허리근(장요근)의 좌우 불균형이나 작은돌기를 당기
 는 좌우의 힘의 차이도 나타날 수 있습니다.

어떠한 종류의 불균형이든, 골반의 균형을 잡아 중립으로
만드는 힘은 바르게 정렬된 다리로 인해 궁둥뼈가 바닥을 향
하고 그보다 엉치뼈와 꼬리뼈가 계속해서 뒤로 가려는 힘에서
시작됩니다. 이렇게 하면 앞으로 기울어져 있던 엉덩뼈가 제

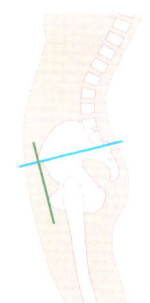 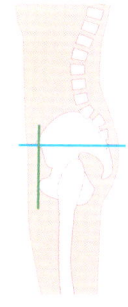 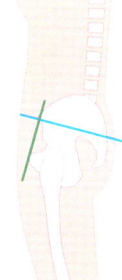

전방경사, 중립, 후방경사

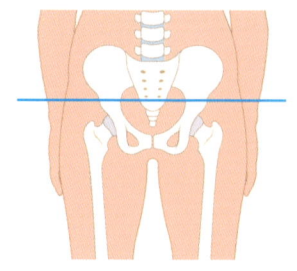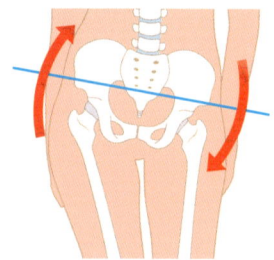

골반의 좌우 틀어짐

자리로 돌아갈 공간이 생깁니다. 이때 좌우 엉덩뼈가 뒤로 향하면서 엉치엉덩관절(천장관절)에서 균형을 이뤄야 합니다. 그리고 엉덩근에서 작은돌기를 당기는 좌우 힘의 크기가 같도록 해야 합니다.

　이렇게 뒤로 향하면서 작은돌기까지 당기면 반대로 골반 앞쪽이 세워지고 앞쪽을 향하는 압력이 생깁니다. 이는 꼬리뼈와 엉치뼈의 뒤로 향하는 움직임이 골반을 중립으로 만드는데 필요한 공간과 힘을 만들어 낸다는 것을 의미합니다. 또한 중력선보다 앞에 위치했던 엉덩관절이 중력선으로 이동할 수 있게 됩니다. 이를 통해 전체적인 골반의 정렬과 넙다리뼈의 위치가 개선될 수 있습니다.

　　　　　　　　　　　　　　　　　　마름모 코어 스트레칭

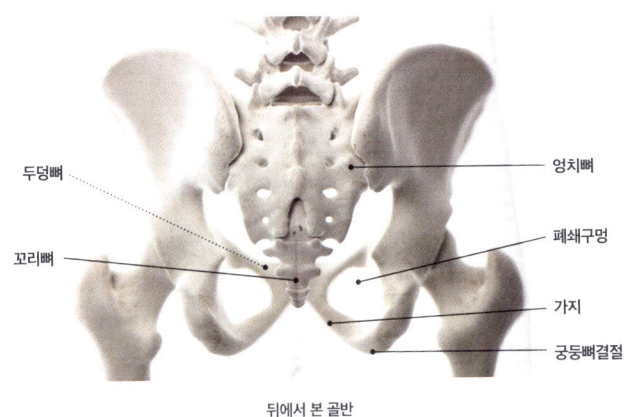

두덩뼈

꼬리뼈

엉치뼈

폐쇄구멍

가지

궁둥뼈결절

뒤에서 본 골반

골반바닥을 확장하는 진정한 케겔운동

골반을 바로 세우고 중립 상태로 유지하려면, 지금까지 살펴본 것처럼 뼈 하나하나의 위치와 힘의 방향을 잘 이해하는 게 중요합니다. 이때 특히 앞쪽에 있는 두덩결합 아래 가지와 폐쇄구멍[7]이 좌우로 균형 있게 잡혀 있어야 합니다. 아무리 뒤쪽이 안정돼 있더라도, 앞쪽에서 넙다리뼈와 연결될 때 좌우 수축이 불균형하면 골반 전체가 틀어질 수 있기 때문입니다.

---

7   가지와 폐쇄구멍: 폐쇄구멍은 골반뼈 아래쪽, 장골·치골·좌골 사이에 형성된 큰 구멍이다. 가지는 이 폐쇄구멍을 통과해, 고관절 움직임과 관련된 근육과 조직에 분포하는 신경과 혈관의 갈래를 뜻한다.

가지는 앉을 때 땅에 닿는 궁둥뼈와 두덩결합 사이에 위치합니다. 그리고 폐쇄구멍은 가지 옆에 있는 구멍입니다. 이 위치를 바로 알고 여기서 큰돌기를 당기는 수축의 방식을 정확히 이해해야 합니다. 바깥폐쇄근은 폐쇄구멍 밖에서 넙다리뼈머리 아래쪽으로 가로질러 큰돌기 뒤에 닿습니다. 그래서 넙다리뼈머리를 아래에서 받쳐 주는 역할을 합니다. 엉덩관절에서 가동성이 큰 움직임이 있을 때 이 근육이 제대로 수축이 된다면 다리를 받쳐 주고 골반바닥도 벌어지지 않습니다. 하지만 가동성이 큰 움직임에서 이 근육의 결이 반대로 향하면 폐쇄구멍에서 당기는 힘이 약해지기도 합니다. 그런 경우 골반의 불균형뿐 아니라 골반바닥의 근육까지 느슨해지는 결과를 낳게 됩니다.

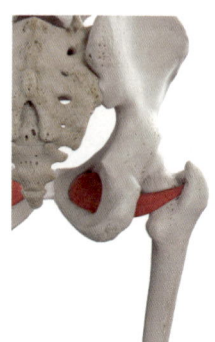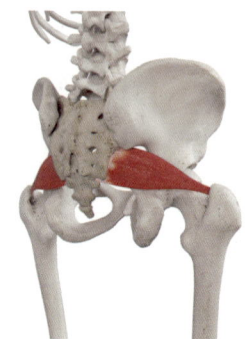

뒤에서 본 바깥폐쇄근과 궁둥구멍근

마름모 코어 스트레칭

골반바닥 근육이 느슨해진 경우 골반바닥을 조이기 위해 케겔운동을 많이 시도합니다. 이를 갖기 위해 골반바닥을 조이거나 괄약근에 힘을 주곤 합니다. 그러나 케겔운동은 앞뒤로 길고 좌우가 좁아지는 골반바닥의 근육을 결대로 사용해 골반바닥을 몸속으로 올려보내는 역할을 해야 합니다. 앞뒤로 긴 마름모 형태의 골반바닥은 바른 정렬 안에서 엉덩관절의 가쪽돌림과 함께 나타납니다. 즉, 진짜 케겔운동은 골반바닥에서 넙다리뼈를 당기는 힘과 연결되어야 합니다. 정렬에서 벗어난 상태에서 골반바닥을 조이거나 괄약근을 조이게 되면 오히려 그 정렬에서 벗어난 상태를 그대로 강화하고 유지시키는 결과를 얻게 됩니다.

그래서 케겔운동을 통해 골반바닥이 제대로 수축하게 하려면 좌우로 긴 마름모 형태가 아닌 앞뒤로 긴 마름모 형태를 생

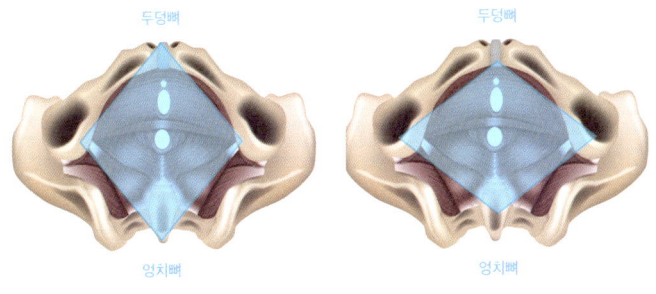

앞뒤로 확장한 골반바닥 / 좌우로 벌어진 골반바닥

각하며 실행해야 합니다. 먼저 궁둥뼈가 압축해 바닥을 향하고 꼬리뼈와 두덩뼈가 멀어지는 위치로 이동해야 합니다. 바로 아킬레스힘줄이 수직으로 있는 위치에서 좌우 궁둥뼈를 압축해 바닥을 향하게 하고 앞뒤로 긴 골반바닥을 가져야 합니다.

케겔운동으로 얻을 수 있는 효과는 바른 정렬 안에서 제대로 실행할 수 있을 때 이뤄집니다. 이는 골반의 뼈가 위치해야 하는 전체적인 방향과 일치합니다. 엉덩관절을 당기는 다리이음뼈의 앞뒤 확장의 틀 안에서 골반바닥 또한 앞뒤로 길어지도록 해야 더욱 효과적입니다. 기울어지거나 넘치지 않도록 골반의 균형을 유지하는 데는 골반 전체에서 마름모 형태의 근육이 결대로 수축하는 힘이 필요합니다.

압축된 궁둥뼈는 바닥을 향하고,
그로부터 꼬리뼈는 뒤로, 또 두덩뼈는 앞을 향하는
분리된 세 방향의 힘을 느낄 수 있나요?

앞뒤 확장에 있어 가장 어려운 부분 중 하나가 바로 골반에서 꼬리뼈로부터 가지와 두덩뼈가 분리되어 서로 멀어지는 것입니다. 대부분 꼬리뼈를 뒤로 보내면 가지와 두덩뼈가 같이 뒤로 따라가고 가지와 두덩뼈를 앞으로 밀어내면 꼬리뼈 또한 말

마름모 코어 스트레칭

려 들어가게 됩니다. 괄약근에 힘을 주
거나 엉덩이에 힘을 주는 단편적이고 경
직된 에너지를 사용했던 경험은 골반에
서 힘을 분리해 서로 반대로 향하는 시
도를 꽤 어렵게 만듭니다. 그러므로, 골
반바닥에서 세 방향의 힘 느끼는 것이
중요합니다.

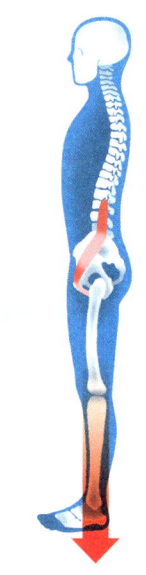

큰 그림으로 인체를 보는 관점을 떠올
려 보세요. 골반의 앞뒤 확장을 작게 보
면 골반에 국한될 수 있습니다. 그러나
이 마름모를 중심으로 궁둥뼈는 중력선
에 위치하고 두 허벅지는 끄집어내 앞을 향하며 그 사이를 뚫
고 척추는 뒤를 향합니다. 이렇게 큰 그림으로 골반의 앞뒤 확
장을 힘을 느끼면 분리되어 멀어지는 일이 수월해집니다.

골반 균형을 맞추는 정렬 연습

골반 불균형을 해소하고 골반의 중립을 만들고자 한다면 정
렬된 다리를 기억해야 합니다. 이 힘은 좌우 궁둥뼈를 압축하
고 궁둥뼈결절이 정강이의 복사뼈와 같은 선에 위치하게 합니

다. 이 힘을 유지하면서 정렬된 다리로부터 앞세로인대를 꼬리뼈부터 밀어냅니다. 압축된 바깥쪽 아킬레스힘줄 사이로 새총을 당기는 것처럼 꼬리뼈와 엉치뼈를 뒤로 보내며 엉덩뼈능선과 허리뼈까지 뒤로 보냅니다. 골반 높이 이상의 힘이 뒤로 향할 때 골반 앞쪽이 앞으로 향하는 힘도 좋아지게 됩니다.

척추가 뒤로 향하면 엉치뼈 좌우에서 궁둥구멍근(이상근)으로 엉덩관절 좌우를 당깁니다. 척추가 뒤로 향하면서 좌우 근육들이 가로로 당기는 힘을 강하게 유지하도록 해 줍니다. 깊은가쪽돌림근, 큰볼기근등 엉덩관절과 연결된 근육들이 수축합니다.

여기서 꼭 기억해야 할 것은 넙다리뼈 하단에서 아킬레스힘줄까지 좌우로 조이는 힘과 궁둥뼈가 바닥을 향하는 힘을 유지하는 것입니다. 앞세로인대가 몸속에 뒤로 향하고 있더라도, 조여지며 바닥을 향하는 힘이 사라진다면 충분한 압력을 얻기 어려워지기 때문입니다.

이 힘을 유지하고 있다면 압축되어 바닥을 향하는 궁둥뼈에서 시작해 두덩뼈까지 연결된 가지를 앞으로 향하게 합니다. 꼬리뼈와 분리해 이 부분을 앞으로 향하게 합니다. 그래야 골반바닥이 앞뒤로 긴 마름모의 형태를 갖게 됩니다. 이것이 몸속 공간 맨 아래에서 에너지를 발생하는 시작점이며 앞서 살펴본 케겔운동의 시작점이 됩니다.

더불어 가지가 앞을 향할 때 폐쇄구멍이 같이 앞을 향해야 열린 골반이 될 수 있습니다. 여기서 조심해야 할 것은 세 방향으로 분리된 에너지를 계속 유지하는 것입니다. 바닥으로 향하는 힘을 기본으로 두고, 뒤로 가는 힘은 계속 뒤를 향해야 하며, 앞으로 가는 힘은 계속 앞을 향해야 합니다. 이때 바닥을 향하는 궁둥뼈결절은 수직을 향하고, 그 위치에서 가지와 폐쇄구멍이 수평으로 앞을 향하는 것이 중요합니다. 이렇게 분리된 힘들이 서로 멀어질 때 골반 중립은 물론, 골반바닥과 골반 공간에서 강력한 압력을 느낄 수 있습니다. 또한 긴 항아리 같은 내 몸에 기울기가 생기지 않습니다.

마름모 코어 key point

❶ 골반 중립은 정렬된 다리와 함께 할 때 더욱 효과적이다.

❷ 궁둥뼈와 꼬리뼈, 가지(두덩뼈)의 분리된 방향은 몸속 공간 압력의 시작점이 된다.

❸ 케겔운동은 ❷번의 에너지와 같으며 이는 바른 정렬의 위치에서 극대화된다.

더 알아보기 골반바닥을 사용하여 골반 교정하기

허벅지를 똑바로 세워 주는 힘

골반에서 뒤로 향하는 힘과 연결되어,
바닥을 누르는 힘을 만드는 넙다리 근육들

 앞서 살펴보았듯, 골반은 상체와 하체를 연결하는 몸의 중심입니다. 골반이 중립 상태를 유지해야만, 몸의 위와 아래에서 오는 힘들이 균형 있게 흐를 수 있습니다. 골반의 앞뒤 힘이 조화롭게 작용할 때야 비로소 넙다리 근육들은 제 기능을 발휘할 수 있는데, 이 점을 살펴보고자 합니다.

 정렬된 다리가 내 몸의 첫 번째 기둥이 되어 바로 섰다면 두 번째 기둥인 넙다리뼈 또한 해부학적 자세로 바로 서야 합니다. 이 넙다리뼈는 위로는 엉덩관절로 골반과 연결되어 있고 아래로는 다리와 연결되어 있습니다. 그래서 첫 번째 기둥 위에 바로 설 때는 골반에서 어떤 방향으로 당기느냐에 따라 1층 위에 2층이 온전히 쌓이게 되거나 어긋난 상태로 쌓이게 됩니다. 골반의 아래와 뒤 앞을 향하는 힘들은 이 넙다리뼈를 당겨 첫 번째 기둥인 다리 위에 두 번째 기둥으로 온전히 쌓일 수 있도록 만들어 줍니다. 두 기둥이 합쳐져 더 단단한 하나의 기둥이 될 때 지면을 온전히 밀어내고 더 큰 지면반발력을 얻을 수 있습니다.

넙다리 근육은 대부분 골반에서 시작해 넙다리뼈와 연결됩니다. 그래서 골반이 중립 상태를 유지하고 골반에서 당기는 수축이 제대로 이뤄질 때, 넙다리 근육도 최대의 기능을 발휘할 수 있습니다.

넙다리 근육들이 골반 중립 상태에서 근육의 결대로 작용하면 엉덩관절의 가쪽돌림을 갖고 정강뼈는 앞에, 종아리뼈는 뒤에 위치하며 무릎이 앞을 바라볼 수 있게 합니다. 이 작용은 바로 앞서 살펴보았던 넙다리뼈 하단 바깥쪽을 뒤로 향하게 했던 힘의 방향과 일치하게 됩니다.(CHAPTER 8 참조)

정렬된 두 다리 사이로 척추를 새총처럼 뒤로 당겨 골반에 압력을 뒤와 앞으로 채워 중립으로 만들고, 여기서 수축된 넙다리 근육들은 다시 정렬된 아랫다리와 연결됩니다. 그러면 골반이 수평 마름모의 힘으로 넙다리뼈와 아랫다리로 연결된 것을 볼 수 있습니다. 이렇듯 골반이 중립을 유지하며 앞뒤 중앙에서 좌우로 넙다리 근육들을 수축해 당기는 힘이 같을 때 넙다리뼈의 좌우 균형을 얻을 수 있습니다. 이런 힘은 좌우 엉덩관절과 넙다리뼈 그리고 아랫다리까지 해부학적 위치로 중력선과 일치하도록 합니다.

골반에서 뒤로 향하는 힘과 연결되는 근육에는 볼기근, 햄스트링, 엉덩정강띠(장경인대)가 있습니다. 이 근육들은 골반에서 시작되어 넙다리뼈를 지나 정강뼈와 종아리뼈로 연결됩니다. 골반이 중립이면, 이 근육들의 수축은 아킬레스힘줄까지 수직으로 전달되어 뒤넙다리로 바닥을 누르는 힘을 만듭니다. 이 힘은 척추를 안정시키고, 서 있거나 걷는 동작에서 몸을 지지하는 안정적인 축을 만들어 줍니다.

서 있는 상태에서 정렬된 다리로 바깥쪽 아킬레스힘줄을 서로 조이면 궁둥뼈가 압축되는 것을 느낄 수 있습니다. 이는 아킬레스힘줄이 바른 정렬인 수직 상태에서 느껴지는 것으로, 궁둥뼈결절이 조여지며 바닥을 향하게 됩니다. 궁둥뼈결절이 압축되고 바닥을 향하게 되면 이 부분에서 시작하는 뒤넙다리근(햄스트링)의 방향성이 '정강뼈는 앞으로, 종아리뼈는 뒤로'

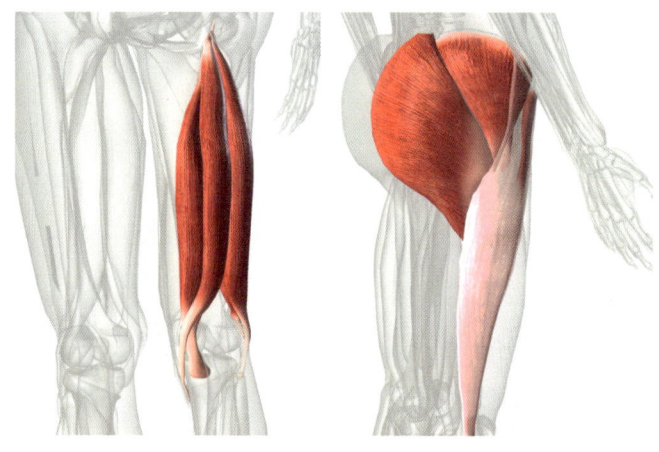

뒤넙다리근(햄스트링)   큰볼기근과 엉덩정강띠

향하는 힘으로 연결됩니다. 그래서 잘 서 있을 때 느껴지는 '뒤쪽 허벅지로 바닥을 누른다.'는 힘을 느끼게 됩니다. 앉아 있을 때도 궁둥뼈결절이 정확하게 바닥을 누르면 중립의 골반을 갖게 됩니다.

반면 정렬 상태가 바르지 않은 상태에서 조이는 궁둥뼈는 꼬리뼈를 말아 넣어 오히려 골반을 중력선보다 앞쪽에 위치하게 합니다. 그렇게 되면 궁둥뼈결절에서 시작하는 뒤넙다리근은 바닥을 누르는 힘을 갖지 못하게 됩니다.

이렇게 골반 가운데에 위치한 궁둥뼈결절이 아킬레스힘줄과 연결되고, 꼬리뼈를 시작으로 척추와 함께 엉덩뼈를 뒤로 밀어내면, 엉덩뼈 안쪽에서 엉덩근이 작은돌기를 당깁니다. 그리고 엉덩뼈 밖에서 볼기근들이 큰돌기를 당깁니다. 이곳의 큰볼기근은 엉치뼈와 꼬리뼈 뒤쪽 그리고 엉덩뼈에서 시작하고 근수축으로 엉덩관절을 당기고 엉덩정강띠까지 연결됩니다. 그래서 엉덩정강띠가 착지하는 정강뼈의 가쪽과 종아리머리까지 당기는 큰 힘이 됩니다. 이는 척추부터 엉덩뼈 그리고 엉덩관절과 종아리뼈까지 연결되는 힘으로 척추에서 당기는 힘이 선으로 연결된 것을 볼 수 있습니다.

그래서 척추가 뒤로 향하는 힘이 좋으면 좋을수록 궁둥뼈결절에서 다리와 연결된 중력에 위치하는 선을 더욱 견고히 해주고, 중력선에서 앞으로 이탈하는 것을 방지해 줍니다. 또한 척추부터 뒤로 밀어내 당기는 이 힘은 넙다리뼈가 내회전되는 것을 방지해 줍니다. 이 힘 역시 좌우 같은 힘으로 수축해야 척추부터 정강뼈 가쪽까지 좌우 균형을 이루게 됩니다.

골반에서 앞으로 향하는 힘과 연결되어 상승하는 힘을 만드는 넙다리 근육들

골반 앞쪽에서는 모음근(내전근), 넙다리곧은근(대퇴직근), 넙다리빗근(봉공근)이 시작됩니다. 이들은 골반에서 출발해

마름모 코어 스트레칭

가장 중요한
골반 중립 만들기

앞뒤 확장으로 완성하는 골반의 중립

지금까지 정강뼈를 앞으로 밀면서, 모든 척추를 뒤로 밀어내는 힘에 대해 살펴보았습니다. 이번에는 다리와 척추 사이, '골반이 압력을 저장하는 그릇처럼 작동하려면 앞뒤 균형을 어떻게 맞춰야 하는가'를 살펴보고자 합니다.

엉덩관절이 중력선에 위치하게 될 때, 이것을 골반 중립이라 합니다. 골반은 물이 가득 담긴 대야 혹은 그릇처럼 속으로는 깊은 공간이 있고, 수평을 유지하는 것이 중요합니다. 골반 공간의 수평은 골반바닥의 수평성과 연결되며, 골반의 중립

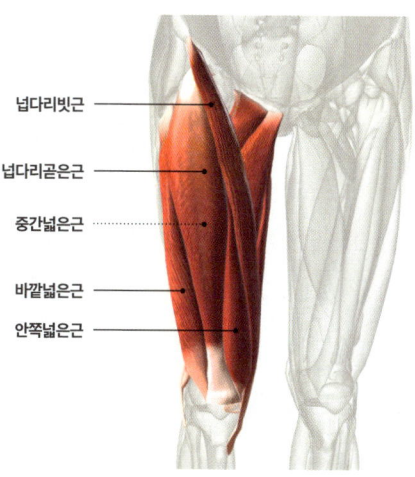

넙다리빗근 ————

넙다리곧은근 ————

중간넓은근 ·············

바깥넓은근 ————

안쪽넓은근 ————

앞에서 본 넙다리 근육

넙다리뼈와 정강뼈 앞쪽으로 이어집니다. 이 근육들의 수축은 다리를 들어올리고, 앞으로 보내는 상승의 힘을 만듭니다. 골반이 중립일 때 이 추진력은 정확하게 작용할 수 있으며, 중심 축에서 벗어나지 않고 움직일 수 있게 도와줍니다.

몸의 중앙에 위치하는 궁둥뼈결절과 연결해 꼬리뼈와 엉치뼈 허리로 이어지는 부분은 좌우 근육들이 시작되는 시작점이기도 합니다. 몸의 중앙인 이 부분들이 뒤로 향한 힘에서 얻는 압력은 같은 공간에서 앞으로 밀어내는 힘과 연결됩니다. 그래서 궁둥뼈결절이 바닥을 누르고 꼬리뼈가 뒤로 향하면 궁둥뼈결절에서 두덩뼈까지 연결된 가지가 두덩결합을 향해 앞을

향하게 됩니다. 여기에서 수직
과 수평의 개념을 잘 적용해야
합니다. 궁둥뼈결절이 바닥을
누르면서 수평을 향해 꼬리뼈가
뒤로 가고 수평을 향해 가지 폐
쇄구멍이 궁둥뼈와 같은 높이부
터 앞을 향합니다. 엉덩뼈가 뒤
로 향하면서 골반 뒤 맨 위에 튀
어나온 부위(PSIS)가 뒤를 향하

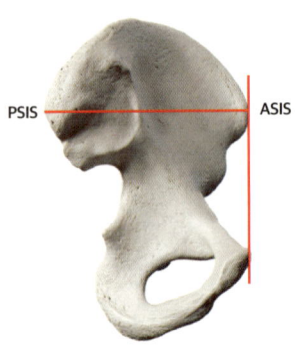

PSIS와 ASIS의 연결

면 골반 앞 맨 위에 튀어나온 부위(ASIS)는 앞을 향합니다. 이
또한 궁둥뼈가 바닥을 향하고 골반 아래처럼 골반 윗부분도
수평으로 향하는 골반 중립의 힘입니다. 이렇듯 골반에는 수
직과 수평의 힘이 존재합니다. 이 힘들이 서로 작용해 골반 뒤
쪽에서는 누르는 힘으로 골반 앞쪽에서는 상승하는 힘으로 연
결됩니다.

이때, 열린 골반의 중요성이 드러납니다. 이렇게 수평으로
연결된 골반 뒤쪽으로는 '바닥을 누르는 힘'으로 연결된 넙다
리뼈 근육들의 시작점이 있습니다. 그리고 골반 앞쪽으로는
'다리를 모으거나 무릎을 당기는 힘'을 만드는 넙다리 근육들
의 시작점이 있습니다.

다음 그림을 보면 스테이플러 심처럼 생긴 빨간 모양을 볼

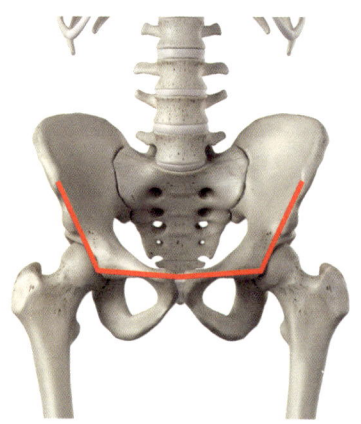

넙다리 근육과 배 근육이 시작되는 디근존

수 있습니다. 마름모 코어에서는 이곳을 디근존이라 부릅니다. 이 부분은 모음근과 배 근육들이 시작하는 곳이며 엉덩허리근이 지나가는 길이기도 합니다. 하체와 상체가 연결된 굉장히 중요한 부위이기 때문에 배가 나오지 않고 다리를 가볍게 사용하기 위해서는 온전히 앞을 향하는 수평의 힘을 가져야 합니다.

이 부분이 땅을 향하는 각도를 가지면 넙다리 근육과 배 근육들을 수축하기 어렵기 때문입니다. 그래서 궁둥뼈결절과 같은 높이부터 수평으로 앞을 향해야 엎어지지 않습니다. 바로 이 부분, 디근존 아래에 있는 가지와 디근존 중심에 있는 두덩결합은 안쪽 허벅지라 불리는 모음근의 시작점입니다. 착지점

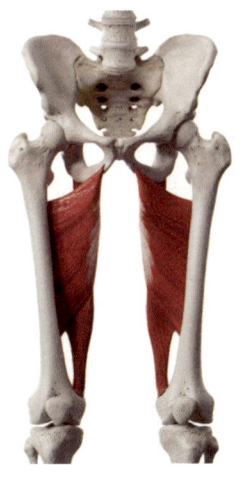
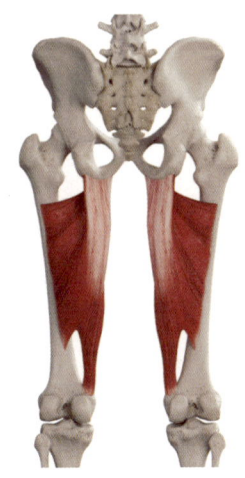

앞에서 본 모음근   뒤에서 본 모음근

은 넙다리뼈의 거친선이며 바지 봉제선이 있는 넙다리뼈 몸통
에 있습니다.

　가지와 두덩뼈에서 이 근육들이 수축하면 넙다리뼈 사이 뒤
쪽으로 들어가 바깥쪽 봉제선에 있는 거친선을 당겨 좌우 다
리를 가운데로 모아 줍니다. 모음근은 넙다리뼈 하단과 다리
안쪽 정강뼈머리에도 착지하게 됩니다. 그래서 넙다리뿐 아니
라 정강뼈머리를 당겨 다리가 뒤로 밀리거나 벌어지지 않도록
당기는 역할을 합니다. 그렇게 되면 넙다리뼈에서 시작하는
중간넓은근(중간광근)과 바깥넓은근(외측광근)과 안쪽넓은근

(내측광근)이 바른 위치의 무릎관절로 연결됩니다. 이 힘은 넙다리뼈 하단의 장딴지근육이 시작하는 위치를 바로 잡아 주고 안쪽 아킬레스힘줄을 단단히 당기는 힘과 연결됩니다.

디귿존의 양쪽 꺾어지는 모서리에는 엉덩허리근이 지나갑니다. 엉덩허리근은 허리와 엉덩뼈 안쪽에서 시작해 이곳을 거쳐 작은돌기에 착지하게 됩니다. 그래서 이 부분이 땅을 향해 엎어져 있거나 좌우로 서로 가까워지고 좁아진다면 작은돌기를 당기기 어렵게 됩니다. 닫힌 골반이 되어 엉덩관절의 안쪽돌림을 갖기 쉽습니다. 그래서 이 모서리를 디귿 모양이 되도록 몸속에서 밀어내는 힘을 가져야 합니다.

가지와 폐쇄구멍 그리고 두덩결합을 거쳐 이 부분을 의도를 가지고 앞으로 밀어내 '열린 골반'을 만듭니다. 이때 엉덩허리근이 작은돌기를 당기기 좋은 위치가 되고, 바깥폐쇄근과 모음근이 넙다리뼈머리 뒤로 들어가 큰돌기 뒤쪽과 거친선을 당기기 좋은 위치가 됩니다. 이 모두 엉덩관절의 가쪽돌림을 만들고 넙다리 몸통과 하단이 해부학적 위치에 있는 자세를 만들어 줍니다.

또한 모서리 위쪽에는 튀어나온 극이 두 개 있습니다. 아래 극인 앞아래엉덩뼈가시(AIIS)에는 무릎과 연결된 넙다리곧은근(대퇴직근)이 시작합니다. 또 튀어나온 위 극인 앞위엉덩뼈

가시(ASIS)에는 넙다리빗근(봉공근)이 시작합니다. 이 근육들은 골반에서 시작해 무릎을 지나 정강뼈와 연결됩니다. 엉덩뼈가 뒤를 향해 이 부분이 정면을 향하면 무릎을 당기고 정강뼈를 당겨 앞으로 기울어지지 않는 데 도움을 줍니다. 이 모든 부분들이 협력해 골반 뒤쪽으로 바닥을 잘 누르고 골반 앞쪽으로 다리를 가볍게 움직이게 할 수 있어야 합니다. 그래서 디귿존이 온전히 디귿의 모양으로 열린 골반이 될 때 골반과 넙다리뼈 모두 최상의 기능을 발휘할 수 있는 위치에 있게 됩니다.

또한 이 부분은 뒤에서 자세히 설명하겠지만, 배 근육들이 시작하고 착지하는 부분입니다. 그래서 압력을 잘 조율할 수 있어야 합니다. 골반의 앞뒤 확장에서 앞부분을 담당하는 디귿존은 골반의 중립과 복압을 채우며 코어의 복강내압을 채우는 시작점이기도 합니다.

서서 다리를 들어 보세요

다리를 들라는 명령어를 들으면 머리에서 그동안 익숙하게 다리를 들던 패턴대로 명령을 내립니다. 그러나 무릎을 들면서 다리를 들고 골반이 기울어지거나 닫힌 골반이 되었다면 동작을 하기 전 생각을 바꿔야 합니다.

마름모 코어 스트레칭

무릎을 먼저 들면서 다리를 들었나요?
골반 중립에서 엉덩관절을 당기며 다리를 들었나요?

지지하는 다리를 먼저 생각합니다. 지지하는 다리가 넙다리뼈 하단부터 아킬레스힘줄까지 수직으로 연결된 상태에서 궁둥뼈가 바닥을 향하고 척추가 뒤로 향했는지 살펴봅니다. 그리고 골반의 중립을 만드는 힘에서 엉덩관절의 가쪽돌림을 만듭니다. 뒤로는 볼기근에서 다리까지 내려오는 근육들로 지면에 단단히 박혀 있으면서 밀어내는 힘을 만듭니다. 그리고 골반이 닫히거나 기울어지지 않도록 디귿 모양으로 앞을 향해 밀어내면서 지지하는 다리의 모음근을 당기고 아킬레스힘줄 안쪽을 수직으로 당깁니다. 이와 동시에 들고자 하는 다리도 골반의 균형을 생각하며 모음근을 당기고 안쪽 아킬레스힘줄을 당기면서 다리를 듭니다.

여기서 궁둥뼈결절이 압축되어야 한다는 사실을 꼭 기억해야 합니다. 골반의 중립은 궁둥뼈결절이 좌우 동일하게 압축해 중앙에 위치하고 바닥을 향해야 합니다. 그러나 다리를 드는 패턴에 따라 다리를 들 때마다 궁둥뼈의 압축이 풀리는 경우가 있습니다. 심지어는 가지나 궁둥뼈를 들어 올리는 경우도 발생합니다. 반드시 궁둥뼈는 압축해 궁둥뼈결절이 바닥을 향하는 상태에서 가지와 두덩뼈가 앞을 향하며 모음근과 정강뼈를 당겨 모아 줍니다. 그리고 다리를 들더라도 골반의 가장 아래인 궁둥뼈결절과 같은 위치부터 좌우 동일하게 앞을 향합니다. 그래야 디귿존의 좌우 균형을 유지하며 엉덩허리근의 좌우 균형으로 기울어짐이 없습니다.

엉덩관절 굽힘으로 모음근과 함께 넙다리뼈 아래를 받쳐 들듯 다리를 듭니다. 디귿존의 모서리를 거쳐 양옆 튀어나온 극에서 넙다리곧은근을 당겨 무릎과 정강뼈를 올립니다. 햄스트링과 볼기근 그리고 모음근과 넙다리네갈래근의 순서로 사용합니다. 이는 정렬된 다리로부터 척추가 뒤로 향하며 골반 뒤쪽 압력을 채우고 골반 앞쪽의 압력을 채우는 순서와 같습니다. 이렇게 다리를 들면서도 골반의 중립을 유지할 수 있어야 합니다. 이는 골반 속 압력의 균형을 말하며 그대로 배 공간 안의 압력과 통하게 됩니다.

다리를 들면서도 골반과 몸통이 움직이지 않고 중심을 잡고 있는 코어의 힘은 지지하고 있는 다리와 연결됩니다. 그 힘은 땅에 단단히 박혀 있으면서도, 지면반발력으로 다시 몸속으로 들어옵니다. 그래서 지지하고 있는 다리보다 드는 다리를 먼저 생각하는 패턴을 갖고 있다면 움직임을 만드는 순서를 생각하며 수정하고 그 패턴이 몸에 익숙할 때까지 반복해야 합니다.

마름모 코어 스트레칭

❶ 골반바닥부터 위까지 수직과 수평의 힘으로 중립을 만들고, 이 힘은 넙다리 근육과 연결된다.

❷ 골반 뒤와 연결되는 볼기근, 엉덩정강띠와 햄스트링은 바닥을 향하는 힘이 있다.

❸ 골반 앞과 연결되는 모음근과 넙다리곧은근, 빗근은 골반에서 당겨 상승하는 힘이 있다.

❹ 디근존은 열린 골반을 뜻하며 코어 압력과 연결된다.

더 알아보기　넙다리뼈를 중력선에 위치시키는 법

CHAPTER
12

배는 일부러 집어넣어
힘주지 않는다

골반과 허리, 복부의 정렬 고리

배 근육을 제대로 활용하기 위해서는 허리뼈(요추)의 위치가 무엇보다 중요합니다. 골반은 수평 마름모 형태의 힘을 가지고 있으며, 앞뒤로 확장되는 움직임을 통해 엉덩관절과 넙다리뼈 몸통을 가쪽으로 돌려 정렬을 돕습니다. 하부 수평 마름모인 골반의 앞뒤 확장은 그대로 상부 수평 마름모인 몸통의 앞뒤 확장으로 연결되어, 몸 안의 공간에 자연스럽게 압력을 채워 넣는 역할을 합니다.

이 과정에서 골반과 몸통 사이를 연결하는 배 근육들은 각각의 결대로 움직이며 자기 역할을 수행해야 합니다. 그런데 골반과 몸통 사이에는 허리뼈 외에 다른 뼈가 존재하지 않기 때문에, 허리뼈의 위치가 매우 중요한 기준점이 되는 것입니다.

예를 들어, 골반이 중립 상태를 유지하면서 궁둥뼈결절이 바닥을 향하고 있다면, 허리뼈의 몸통 역시 중력선 위에 자연스럽게 놓이게 됩니다. 바르게 정렬된 다리는 이러한 골반의 중립을 도우며, 엉덩뼈는 뒤로 향하고 엉치뼈의 가시돌기 또한 바닥을 향하는 방향을 갖게 됩니다. 결국 옆에서 본 인체의 정렬선(중력선) 위에는 궁둥뼈결절과 허리뼈 몸통이 나란히 일직선상에 놓이게 되는 것입니다.

하지만 허리뼈가 중력선보다 앞에 위치하게 되면, 골반은 전방 또는 후방 경사를 가지게 됩니다. 이때 골반에서 시작해 넙다리뼈로 이어지는 근육들(일명 '디곤존' 근육)뿐 아니라, 배 근육들도 제 기능을 하기가 어려워집니다. 따라서 허리뼈는 엉치뼈와 등뼈와 함께 뒤로 향하는 힘을 갖고, 골반의 수평 마름모 구조가 앞뒤로 확장될 수 있도록 준비되어야 합니다.

허리에는 이러한 정렬이 특히 중요한 이유가 있습니다. 등허리근막(흉요근막)이라는 구조물 위에, 골반에서 몸통을 끌고 내려오는 근육들과, 몸통에서 골반을 끌어올리는 근육들이 교차하기 때문입니다. 예를 들어, 넓은등근은 갈비뼈와 위팔을 아래로 당기며 내려오고, 큰허리근은 작은돌기를 당기며 위로 끌어올립니다. 이 교차점은 수직 마름모 형태를 이루며, 동시에 수평으로는 몸통과 골반을 연결하는 근육들이 시작되는 '챔피언 벨트' 같은 구조이기도 합니다. 이처럼 수평, 수직, 사선의 힘이 모두 집중되는 곳이 바로 허리입니다.

그러므로 허리뼈 몸통이 중력선에 바르게 위치해야, 이 모든 근육들이 최적의 수축과 기능을 발휘할 수 있게 됩니다. 하지만 코어를 강화하기 위해 '조인다'라고 접근할 경우, 압력을 유지하기 위해 복부에 의도적으로 힘을 주거나, 겉에서 안으로 밀어넣듯 배를 집어넣는 경우가 있습니다. 이런 방식은 허리 근육을 오히려 옆으로 벌어지게 하여, 허리뼈가 중력선에서 이탈하게 만들고, 골반이 후방 경사를 가지며 어깨가 솟는 라운드숄더나 거북목, 짧아진 호흡 등 다양한 문제로 이어질 수 있습니다.

결국 배 근육을 잘 쓰기 위해서는 허리뼈의 정렬이 우선되어야 하며, 이는 골반의 중립성과도 밀접하게 연결되어 있다는 점을 이해해야 합니다.

수직 마름모와 연결된 배 근육들

배는 골반과 몸통이 연결되는 공간으로, 몸통의 앞쪽에서도 수직 마름모 형태를 찾을 수 있습니다. 앞쪽 수직 마름모는 아래로는 골반의 디근존이 위치하고, 수직 마름모 위로는 몸통의 가로막이 위치합니다. 아래 꼭짓점은 두덩결합, 좌우 꼭짓점은 골반 맨 위와 몸통 맨 아래의 연결 그리고 위 꼭짓점은 복장뼈의 칼돌기 부분입니다. 이러한 앞쪽 수직 마름모는 전부 앞을 향하는 힘을 갖습니다.

이 부분이 앞을 향하기 위해서는 뒤쪽 수직 마름모가 뒤로

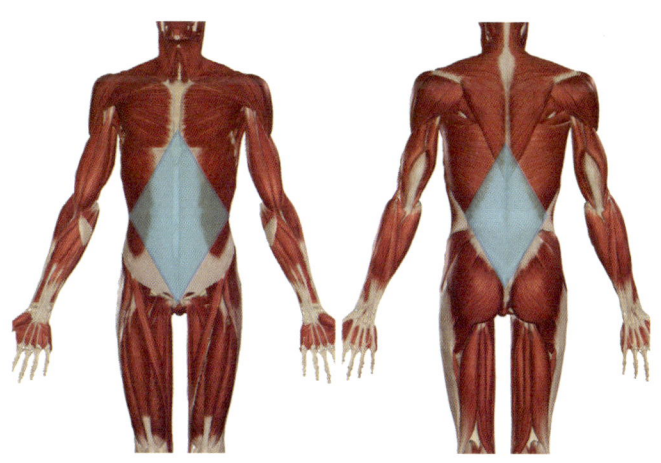

몸통 앞면의 수직 마름모 / 등허리근막의 수직 마름모

향하는 힘을 전제로 합니다. 골반 뒤 위로 가장 튀어나온 부분인 PSIS와 12번째 등뼈는 척추와 같이 뒤로 향하는 힘을 갖습니다. 등허리근막의 마름모 형태는 뒤로 향하는 힘에서 골반과 몸통을 연결해 줍니다.

이 수직 마름모 형태가 뒤로 향하는 수평의 힘에서 활성화되는 것처럼 앞의 수직 마름모의 배 근육도 앞으로 향하는 수평의 힘에서 활성화됩니다. 앞서 언급한 수평의 힘이 수직과 연결되는 것입니다.

복부는 각자 모양이 다른 네 개의 근육층으로 가로와 세로 그리고 사선으로 연결되어 있습니다. 배가로근(복횡근)은 뒤쪽 골반 위쪽과 뒤 갈비뼈 아래에서 시작해 두덩뼈와 앞쪽 갈비뼈에서 끝이 납니다. 원통형의 가로로 골반과 몸통을 연결합니다. 골반 중립과 함께 허리뼈 몸통이 바닥을 누르는 위치에 있다면 온전히 바로 선 원통형이 될 수 있습니다. 이 근육 위로 배곧은근(복직근)이 골반 앞 중앙에서 몸통 앞 중앙까지 세로로 연결됩니다. 식스팩이라 불리는 이 근육이 단축된다면 골반과 갈비뼈가 가까워지고 척추의 길이가 짧아지게 됩니다.

안쪽빗근(내복사근)은 좌우 엉덩뼈능선에서 좌우 앞쪽 갈비뼈에 사선으로 연결되어 있습니다. 이 근육들이 팽팽하게 유지되고 압력이 차 있으려면 척추가 바닥을 누르는 위치와 골

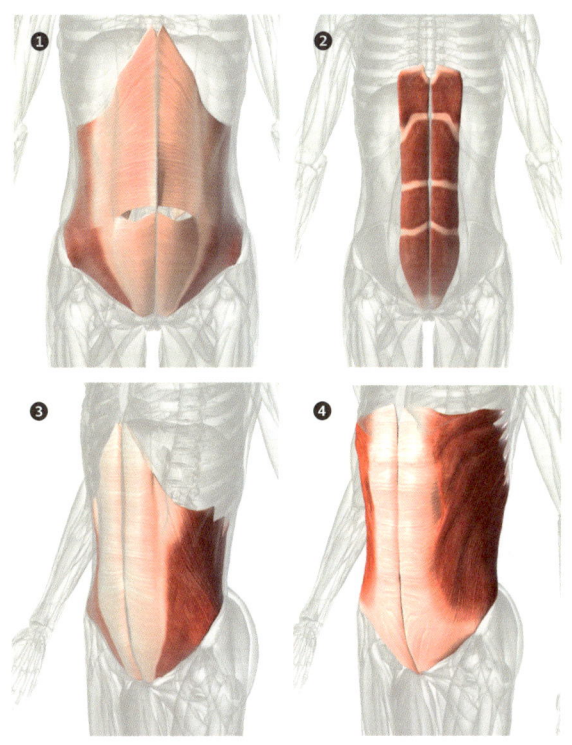

배가로근, 배곧은근, 안쪽빗근, 바깥쪽빗근

반과 몸통이 앞뒤로 확장된 원통형으로 위치하고 있어야 합니다. 이 근육이 수축할 때 좌우의 힘이 다르다면 골반과 갈비뼈 사이 좌우 길이에 변화가 생기게 됩니다. 이 때문에 갈비뼈의 높이가 달라지고 척추가 중앙에서 이탈할 수 있습니다.

바깥쪽빗근(외복사근) 또한 사선으로 안쪽빗근과는 수직을 이루고 있습니다. 이 근육은 양 갈비뼈 옆에서 시작해 골반의 샅고랑인대와 연결되어 있습니다. 이 근육 또한 좌우의 균형이 유지되어야 골반과 몸통이 균형을 이룹니다.

수직 마름모를 몸속에서 앞으로 밀어 보세요

바른 정렬은 정렬된 다리에서 궁둥뼈결절이 바닥을 누르며 시작됩니다. 이때 꼬리뼈에서 엉치뼈, 허리뼈, 등뼈까지의 구조가 모두 뒤로 향하게 되며, 이러한 정렬은 가지와 디근존을 거쳐 앞쪽으로 힘이 뻗어 나가도록 도와줍니다. 결과적으로 허리뼈의 몸통, 궁둥뼈결절, 엉덩관절, 넙다리뼈 몸통, 정강뼈까지가 하나의 선으로 중력선에 정렬되며, 이는 골반의 중립과 다리 정렬을 만들어 내는 핵심적인 방향입니다.

이 구조 위에 몸통은 앞이나 뒤로 기울지 않고, 온전히 그 위에 자리 잡아야 합니다. 몸통도 맨 아래부터 앞뒤로 확장되며, 위쪽 공간까지 고르게 팽창해야 합니다. 이를 위해서는 뒤로 향하는 힘을 인지하며, 가지를 지나 디근존을 앞쪽으로 밀어내야 합니다.

가지부터 가로막까지 온전히 선으로 연결되어
수직 마름모의 형태를 갖고 있나요?
아니면 선이 끊겨 수직 마름모 형태를 볼 수 없나요?

그다음으로 중요한 포인트는 골반의 가장 위 지점인 ASIS(앞엉덩뼈가시)와 10번째 갈비뼈입니다. 이 둘을 연결해서 하나의 단위로 인식하고, 위와 아래가 분리되지 않도록 해야 합니다. 만약 골반은 앞을 향하는데 몸통이 함께 향하지 못하면, 수직 마름모의 연결 선이 끊기며 내부 압력이 빠지게 됩니다. 이로 인해 골반과 몸통이 따로 놀게 되고, 정렬이 무너지게 됩니다.

갈비뼈를 인지하여 아래에서부터 하나씩
수평 앞으로 밀어낼 수 있나요?

골반 위와 갈비뼈 아래를 같은 힘으로 앞으로 밀어내야 합니다. 이 힘의 방향은 앞톱니근(전거근)의 작용 방향과 일치하며, 갈비뼈가 위와 아래에서 앞쪽으로 향해 균형을 이룰 때, 앞쪽을 지지하는 기능을 담당할 수 있습니다. 그래서 뒤로 향하며 갈비뼈를 끌고 내려오는 등허리근막과 함께 반대로 향하는 힘으로 복압이 안정적으로 채워지게 됩니다.

이후 갈비뼈의 9번과 8번을 거쳐 복장뼈 방향으로 모든 갈비뼈가 앞 중앙으로 향하게 되며, 골반과 몸통 사이의 공간은 앞뒤로 확장됩니다. 그 결과, 배 근육은 자기 결대로 수축할 수 있는 환경을 갖추게 됩니다.

이렇게 수평으로 확장된 공간을 채우고, 아래위로는 수직 연결을 유지하며, 좌우는 사선의 힘으로 안정시키면 척추의 길이를 지키고 코어의 구조를 견고하게 만들 수 있습니다. 결국 이 모든 공간을 연결하는 수직 마름모가 끊김 없이 하나의 선으로 확장되면, 코어의 압력이 유지되고 좌우 균형 또한 자연스럽게 조율됩니다.

코어는 말 그대로 몸의 중심이자 핵심입니다. 어떤 움직임에서도 중력선에서 수직 하강하는 힘과 더불어 등허리근막의 마름모와 배 근육의 마름모가 앞뒤로 확장하며, 골반과 몸통의 균형을 유지할 수 있어야 진정으로 '코어를 잘 쓴다.'고 말할 수 있습니다.

마름모 코어 스트레칭

마름모 코어 key point

❶ 수직 마름모는 골반(다리이음뼈)과 몸통(팔이음뼈)을 연결한다.

❷ 뒤에는 등허리근막이 앞에는 배 근육을 연결한 모양이
수직 마름모가 된다.

❸ 앞쪽 수직 마름모의 네 개의 꼭짓점을 연결한 선을 끊기지 않게
앞으로 밀어내며 이때 좌우 불균형을 조율한다.

더 알아보기 복압의 방향성과 복식호흡

CHAPTER
13

몸통과 호흡,
그리고 머리의 위치

우산처럼 확장한 가로막과 깊은 복식호흡

　앞쪽 수직 마름모 맨 위는 가로막(횡격막)과 연결되어 있습니다. 골반이 앞뒤로 확장하고 몸통이 앞뒤로 확장하면서 수평과 수직 그리고 사선으로 배 근육들이 연결될 때 원통형의 가로막은 우산처럼 활짝 펴집니다. 가로막이 확장되어 앞뒤와 좌우의 균형이 맞는다면 몸통 전체의 균형도 좋아집니다. 또한 균형 잡힌 몸통을 유지하며 위에 얹힌 어깨뼈와 위팔을 사용할 수 있습니다.

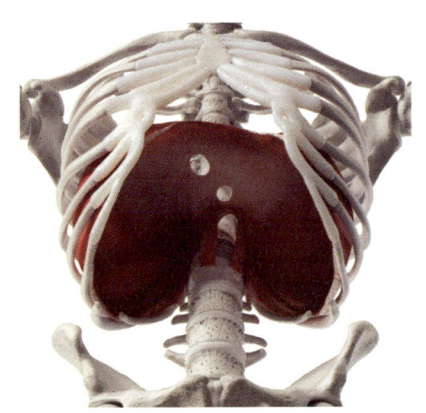

아래에서 본 가로막

　골반의 중립 위에 배의 근육과 연결된 갈비뼈의 앞뒤 확장은 우산을 활짝 펴게 만드는 효과를 가집니다. 앞서 살펴보았던 속근육인 근육의 1단계에 바로 이 가로막이 있습니다. 몸통 아래에서 앞뒤로 충분히 확장될 수 있을 때, 가로막은 우산처럼 활짝 펴지며 수축합니다. 이 근육은 호흡과 밀접하게 연결되어 있습니다. 숨을 들이마시면 폐가 팽창하고, 가로막은 아래로 내려갑니다. 숨을 내쉴 때는 다시 위로 올라옵니다.

　하지만 같은 마름모 형태라도 몸통의 앞뒤보다 양옆으로 확장되는 움직임이 강해지면, 가로막은 충분히 내려가지 못하고, 호흡은 얕아집니다. 또한 배 근육이 경직되어 있으면 가로막이 아래로 내려갈 공간이 없어, 호흡의 에너지가 어깨를 위로 들어올리는 방식으로 나타나게 됩니다. 역시나 숨은 얕아지고, 어깨가 긴장하게 됩니다.

그래서 몸 앞뒤의 수직 마름모 구조가 보다 더 앞뒤로 멀어지듯 확장되며, 이와 함께 가로막이 골반의 가지와 디귿존을 따라 앞뒤로 확장되어야 배에 압력이 차고, 복식호흡이 이루어집니다.

이처럼 가로막이 앞뒤로 확장되면 깊고 안정적인 호흡이 가능해집니다. 반면, 가로막이 위쪽에 머무는 얕은 호흡은 바닥을 향해 곧게 서는 자세, 그리고 골반바닥부터 가로막까지 이어지는 근육의 결을 제대로 써야만 개선될 수 있습니다.

이렇게 숨을 마실 때 수직 마름모의 확장은 깊은 호흡으로 연결됩니다. 위로 올라가 내려오지 않는 얕은 호흡은 궁둥뼈결절이 바닥을 향해 바로 서는 위치를 찾고 골반바닥부터 가로막까지 뒤와 앞으로 향하는 근육의 결을 활용해야 합니다. 그래야 안정적이고 깊은 호흡이 가능합니다.

팔의 움직임 전에 몸통의 균형이 우선

갈비뼈는 12개로 구성되어 있습니다. 위에서부터 목과 연결된 부분이 1번이고 허리와 가까운 부분이 12번입니다. 11, 12번

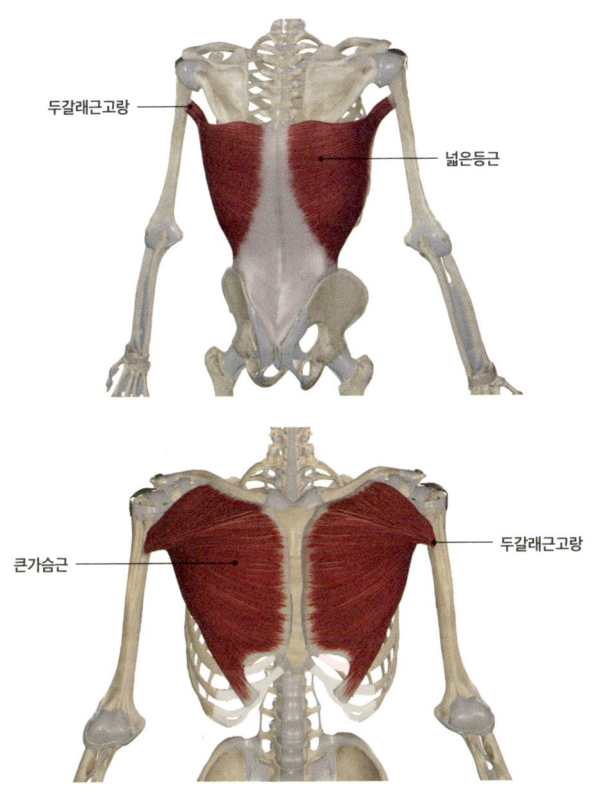

두갈래근고랑

넓은등근

큰가슴근

두갈래근고랑

등뼈와 복장뼈에서 시작하는 상체의 근육

째 갈비뼈는 뜬 갈비뼈로 앞쪽의 복장뼈와 연결되어 있지 않습니다. 10개의 갈비뼈가 뒤 척추와 앞 복장뼈를 연결해 원통형을 만들어 줍니다.

이때 몸통 맨 아래 가로막에서 앞뒤와 좌우 균형이 있다면 몸통 전체에 균형이 유지되기는 쉽습니다. 그러나 이 가로막에 불균형이 있다면 몸통 전체에도 불균형이 오기 쉽습니다. 그렇다면 몸통 전체의 균형은 어떻게 찾을 수 있을까요?

뒤쪽에서 11번과 12번 갈비뼈는 뒤를 향하는 힘을 갖고 앞에서는 10번째 갈비뼈가 앞을 향하는 힘으로 서로 멀어져야 합니다. 이 방향이 둘 다 앞을 향하거나 둘 다 뒤를 향하면 몸통에 변화가 생기게 됩니다. 둘 다 앞을 향하면 앞가슴이 들리는 새가슴이 되고 둘 다 뒤를 향하면 굽은 등과 말린 어깨가 될 수 있습니다.

몸통 아래부터 앞과 뒤의 중심에서 양옆을 당긴 확장된 힘은 몸통 맨 위까지 연결됩니다. 그래서 그림을 보면 중앙에서 당기는 근육의 결을 볼 수 있습니다.

바르게 정렬된 몸통 위에서, 위쪽 등뼈는 어깨뼈를 끌어당기고(마름근), 어깨뼈는 다시 위팔을 당깁니다(돌림근개). 아래쪽 등뼈는 어깨뼈 아래와 위팔 앞쪽을 당기며(넓은등근), 이 힘들은 좌우가 균형을 이루어야 합니다.

한편, 몸 앞쪽에서는 복장뼈와 빗장뼈에서 시작한 근육이 위팔 안쪽을 끌어당깁니다.(큰가슴근) 이처럼 몸통의 앞과 뒤에서 서로 반대 방향으로 확장된 힘은 위팔의 움직임을 가능하게 하고, 동시에 중심을 안정적으로 잡아 줍니다.

중요한 건, 몸통 내부의 압력은 단순히 숨을 마시고 내쉼에 따라 변하는 것이 아니라, 골반바닥부터 몸통 윗부분까지 앞뒤로 균형 있게 확장된 구조 덕분에 자연스럽게 유지된다는 점입니다. 몸통의 압력을 숨과는 무관하게 유지할 수 있다면 숨을 마시고 내쉬는 일은 자연스러운 일이 됩니다. 즉, 숨을 억지로 마시며 몸을 확장하는 것이 아니라, 이미 안정적으로 확장된 몸통 구조 위에 자연스러운 호흡이 얹히는 것입니다.

이렇게 몸통이 바르게 확장되어 있을 때, 숨을 들이마시면 자연스럽게 복식호흡, 가로막호흡, 흉곽호흡까지 이어지며 몸 전체가 깊고 풍부한 호흡을 하게 됩니다. 이때야말로 얕은 호흡에서 벗어나고, 숨이 편안해지는 상태입니다.

무게가 느껴지지 않는 머리의 위치

수직 마름모 코어가 균형을 잡을 수 있도록 중심 역할을 하면서 어깨와 위팔을 당기는 힘을 가질 때 몸은 안정과 균형을 유지할 수 있습니다. 몸통이 앞뒤로 확장하면 착지점인 위팔을 앞뒤에서 당기게 되는데, 이 힘의 중간에 머리가 위치하게 됩니다.

무게가 느껴지지 않는 머리의 좋은 위치는 앞뒤에서 당기는 균형적인 힘이 있을 때 가능합니다. 간혹 거북목이나 들린 얼굴을 교정하기 위해 턱을 집어넣거나 목을 길게 늘이는 방법을 쓰곤 하는데 이는 근본적인 수정 방법이 아닙니다. 골반바닥에서 앞뒤로 확장한 방향이 몸통 맨 위까지 앞뒤로 확장하는 일관성을 가질 때 무게가 느껴지지 않는 머리의 위치를 만듭니다.

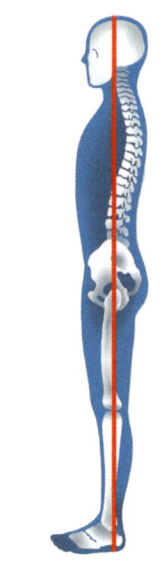

중력선과 일치하는 머리 위치

우선 척추가 뒤로 향하는 힘을 유지하고 뒤 아래 갈비뼈를 끌고 내려오며 복장뼈가 앞을 향하며 에너지가 있어야 합니다. 정렬된 다리보다 뒤를 향하는 척추의 가시돌기는 등뼈와 엉치뼈에서 바닥을 향하는 힘이 있습니다. 그때 바닥을 향하는 가시돌기가 갈비뼈를 끌고 내려오고 갈비뼈가 앞으로 향하며 또한 갈비뼈를 위로 끌고 올라가 몸통의 압력을 고르게 채웁니다. 아래뒤톱니근(하후거근), 앞톱니근(전거근), 위뒤톱니근(상후거근) 들입니다. 그리고 이런 작용으로 척추가 펴지는 반작용이 생성됩니다.

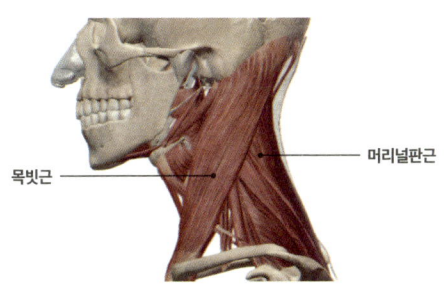

앞과 뒤에서 머리를 당기는 근육

어깨뼈 사이 척추의 가시돌기는 수평 뒤를 향해 길게 뻗어 있습니다. 뒤를 향하는 가시돌기에서 어깨 위쪽 갈비뼈를 당겨 모으는 힘이 목을 바로 세워 주며 무게가 느껴지지 않는 머리의 위치를 만들어 줍니다. 위뒤톱니근, 마름근, 위등세모근이 이 근육의 방향입니다.

또한 직접적으로 귀 옆을 당기는 근육들이 뒤와 앞에 존재합니다. 뒤로 향하는 가시돌기에서 머리널판근(두판상근)은 귀 옆 꼭지돌기 부근에 닿아 당깁니다. 그리고 앞을 향한 빗장뼈와 복장뼈에서 목빗근(흉쇄유돌근)으로 귀 옆을 당깁니다.

뒤와 앞으로 확장하며 귀 옆을 뒤와 앞에서 팽팽하게 당기는 힘이 머리의 무게가 느껴지지 않는 좋은 위치를 만들어 냅니다. 이렇게 머리를 세워 주는 힘은 머리 자체에서 시작하기보다는 어깨뼈 사이와 맞은편 복장뼈와 빗장뼈에서 시작합니다.

이 힘이 앞뒤로 멀어지면 멀어질수록 목과 머리를 바로 세워 줄 수 있습니다.

그래서 몸속 압력이 찌그러지는 척추전만이나 척추후만의 경우 머리의 위치가 중력선보다 앞에 위치할 수밖에 없습니다. 앞뒤로 확장하지 못해 찌그러진 갈비뼈는 그 위치에서 머리에 닿아 있는 근육들을 당겨 수축할 수 없기 때문입니다. 그래서 척추가 뒤로 향하는 힘에 저항해 앞으로 향하는 골반과 몸통에서 압력을 충분히 유지해야 비로소 머리도 자기 위치에 있을 수 있습니다. 결국 바로 서기 위한 몸속 공간의 앞뒤 확장의 압력이 있어야 머리의 정렬까지 얻을 수 있는 것입니다. 이때, 이 공간 속에서 궁둥뼈결절과 정수리는 서로 반대로 향하며 몸속 기둥으로서 중력선에 위치하게 됩니다.

어깨를 모아 손바닥이 앞을 보게 해 보세요

수직 마름모를 유지하고 있다면 척추의 위쪽 등뼈가 뒤를 향하고 복장뼈와 빗장뼈가 앞을 향하는 힘을 연결하는 것은 수월할 것입니다.

하지만 이런 확장의 힘이 없다면 그 위치에서 척추가 어깨뼈를 당기는 것은 매우 어렵습니다. 그래서 좌우 어깨뼈의 안쪽 모서리가 척추 쪽으로 가까워지는 당김(후인)이나 내림(하강)을 할 때 오히려 척추를 앞으로 밀어 넣는 동작을 하게 됩니다. 이것은 척추에서 당기는 것이 아니라 어깨뼈끼리 모은 힘으로 척추를 앞쪽으로 밀어 넣게 되는 것입니다. 이런 힘이 반복된다면 더욱 척추는 자기 위치를 찾기 어렵게 됩니다.

어깨만 모았나요? 아니면 확장된 몸통을 거쳐 앞과 뒤에서 위팔을 당겼나요?

그래서 정렬된 다리로부터 뒤로 향하는 척추의 힘을 꼭 지켜 뒤와 앞의 수직 마름모가 수평으로 멀어지게 합니다. 골반부터 몸통까지 영역을 압력으로 채웠다면 좌우 어깨뼈 안쪽모서리를 당깁니다. 어깨뼈의 안쪽모서리는 몸통 옆에서 앞쪽으로 향하는 힘을 갖는 앞톱니근이 착지하는 지점입니다.

또한 어깨뼈 사이 등뼈에서 당기는 마름근의 착지점이기도 합니다. 척추와 앞쪽 갈비뼈가 멀어지면서 어깨뼈의 안쪽모서리를 당겨 모으는 힘을 갖게 됩니다. 이런 과정으로 어깨뼈만 모으는 것이 아닌 정렬 안에서 몸통의 압력이 충분히 유지된 상태에서 어깨뼈가 척추와 가까워지고 아래로 내려가는 힘을 갖게 됩니다. 그렇게 되면 위팔이 약간의 가쪽돌림을 갖는 해부학적 위치가 됩니다. 그리고 위팔 몸통의 두갈래근고랑을 당기면 손바닥이 앞을 보는 자세를 취하게 됩니다.

정렬된 다리부터 골반 몸통을 거쳐 어깨와 위팔 그리고 손을 쓰는 움직임의 순서가 익숙해지면 팔과 다리를 움직일 때 몸통의 안정성을 유지할 수 있게 됩니다. 앞쪽으로 손을 뻗어 몸이 기울어질 수밖에 없는 움직임일지라도 기운 상태에서 바닥을 향하는 가시돌기와 디근존의 방향을 유지합니다. 앞뒤로 확장하며 수직 마름모로 코어의 중심을 잡습니다. 그리고 어깨와 위팔을 당기며 앞으로 손을 뻗어 냅니다.

중심을 잡고 있으려는 노력에서 뻗어 나간 움직임과 뻗어 나간 움직임에 중심이 따라 나가는 동작은 얼핏 비슷해 보일 수 있습니다. 그러나 결과는 큰 차이가 있게 됩니다. 코어는 버티고 경직되지 않고 어떤 동작에도 조율을 통해 중심을 잡을 수 있는 살아있는 움직임이 되어야 합니다. 그러려면 온몸이 수직 마름모와 수평 마름모의 교차된 힘 안에 채워져 있어야 합니다.

마름모 코어 key point

❶ 팔의 움직임 전에 몸통의 균형이 우선되어야 한다.

❷ 어깨뼈의 당김과 내림은 몸통에서 톱니근들이 각자 방향으로 활성화될 때 도움이 된다.

❸ 머리의 위치는 머리에서 조절하지 않으며, 흉곽의 앞뒤 확장의 중심에 위치한다.

❹ 정수리는 궁둥뼈결절과 중력선에서 위치하며 서로 반대로 향하는 힘을 갖는다.

더 알아보기 자세를 교정하여 얕은 호흡 개선하기

PART 3

마름모 코어 에너지로
몸의 압력 키우기

적용

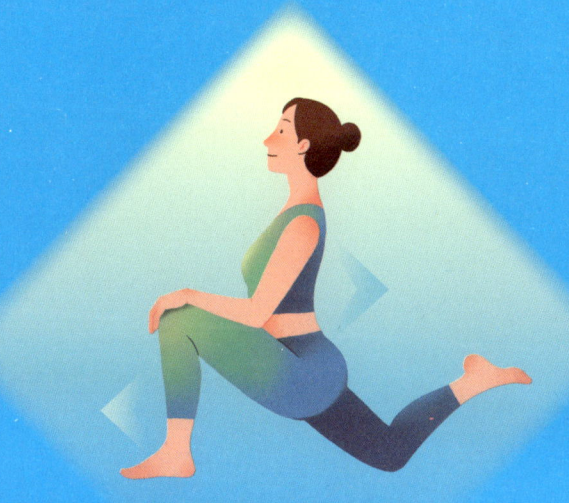

"눈에 보이지 않는 에너지로

눈에 보이는 자세와 움직임을 만들어 낸다."

**CHAPTER
14**

우리 몸을 지탱하는
움직임의 기둥

팔과 다리, 땅과 만나는 여섯 개의 점

이제 앞서 살펴본 마름모 코어의 개념과 원리를 바탕으로, 바른 자세와 움직임의 바탕이 되는 '움직임의 기둥'을 단계별로 살펴보고자 합니다.

우리 몸을 옆에서 보면, 중심을 따라 하나의 중력선이 지나갑니다. 이 중력선을 기준으로, 몸에는 좌우 한 쌍씩 상·중·하를 대표하는 여섯 개의 꼭짓점이 있다고 볼 수 있습니다. 이 꼭짓점들은 바른 자세와 자연스러운 움직임을 이해하는 데 중요한 기준이 됩니다.

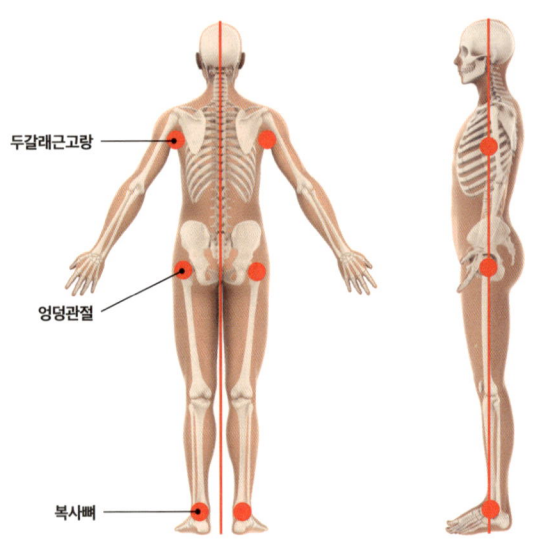

◆ 복사뼈: 땅과 만나는 맨 아래 꼭짓점. 다리뼈가 바르게 정렬
   되어 있을 때, 복사뼈는 정확한 위치에 자리한다.

◆ 엉덩관절: 다리와 몸이 만나는 가운데 꼭짓점. 움직임의 중
   심축이 된다.

◆ 두갈래근고랑: 팔과 몸이 만나는 맨 위 꼭짓점. 양 겨드랑이
   사이에 위치한다.

이 꼭짓점들을 정면에서 바라보면, 왼쪽에 세 개, 오른쪽에
세 개, 총 여섯 개의 꼭짓점을 확인할 수 있습니다. 그리고 앞

뒤 중심에서 당겨 여섯 꼭짓점이 좌우로 균형 있게 정렬되어 있을 때 우리는 그 상태를 바른 자세와 안정된 움직임의 기준으로 삼을 수 있습니다. 정강이의 복사뼈와 궁둥뼈결절 그리고 정수리를 연결하면 몸속을 관통하는 몸속 기둥이 됩니다.

이 기둥보다 뒤로 멀어진 척추와 앞으로 멀어진 두덩뼈 및 복장뼈가 이 여섯 개의 꼭짓점을 좌우로 당깁니다. 서로 앞뒤로 멀어지면서 동일한 꼭짓점을 당기면 이 꼭짓점 역시 중력선에 위치합니다. 이는 몸 가쪽에 있는 중력선이 됩니다. 그래서 이 정렬은 단순히 외형의 균형만을 의미하지 않습니다. 중심에서 앞뒤로 확장한 힘이 다시 중심을 잡아 주는 힘이 됩니다. 심부근육인 속근육과 겉근육이 함께 수축해, 몸 안에 적절한 압력을 형성합니다. 이 압력은 몸의 중심을 지지해 주고, 움직임 중에도 안정성을 유지하게 해 줍니다. 다시 말해, 단단하게 모아진 힘이 몸 안에 고르게 차 있으며, 그것이 좌우 균형을 만들어 낸다는 뜻입니다.

앞뒤에서 멀어지는 힘이
꼭짓점 위치까지 당기고 있나요?

꼭짓점 여섯 개의 좌우 균형이 유지되나요?

이러한 균형은 단지 서 있을 때만 필요한 것이 아닙니다. 걷거나 움직일 때, 즉 몸이 계속해서 변화할 때에도 유지되어야 합니다. 이를 위해서는 척추를 중심으로 수평 방향과 수직 방향으로 동시에 당겨 주는 힘이 필요합니다. 이 두 힘이 균형 있게 작동할 때, 우리는 움직임 속에서도 몸의 중심이 무너지지 않고 안정감을 유지할 수 있게 됩니다.

결국 여섯 개의 꼭짓점은 단순한 위치 정보가 아니라, 우리 몸이 어떤 상태에 있는지를 알려 주는 실마리가 됩니다. 균형 있게 정렬된 꼭짓점은 바른 자세, 안정된 근육 작용, 그리고 움직임 속의 탄탄한 내면 압력을 함께 드러내는 반증입니다.

움직임의 기둥을 튼튼히 하는 법

썰매나 스키를 탈 때, 혹은 화살을 과녁을 향해 쏠 때, 대부분 뒤로 향하는 힘을 먼저 사용합니다. 이 작용으로 인해 앞으로 나아가는 추진력이 만들어지기 때문입니다. 사람 역시 일상적인 보행에서 특별한 목적이 없는 경우 앞으로 전진하는데, 이때도 먼저 뒤로 밀어내는 힘을 사용해 추진력을 얻습니다. 전신을 통해 뒤와 아래로 향하는 힘과 앞과 위로 향하는 힘

마름모 코어 스트레칭

을 동시에 사용하게 되는 셈입니다.

우리는 압력을 채워 중력 방향으로 안정감을 얻고, 동시에 반중력의 힘을 통해 몸을 들어 올려 이동합니다. 그러나 모든 사람이 이러한 방향성 있는 에너지를 온전히 사용하는 것은 아닙니다. 나이가 들거나 에너지가 부족해질수록 전신을 활용한 보행이나 움직임보다는, 신체의 일부에만 의존하는 움직임으로 바뀌게 됩니다. 시간이 지날수록 이러한 움직임은 삶의 질을 떨어뜨립니다.

그러므로 삶의 질을 높이려면, 움직임을 건강하게 수정해야 합니다. 이를 위해선 몸 전체의 근육을 균형 있게 사용하는 것이 중요합니다. 근육의 결을 따라 움직임의 순서를 정하고, 전체적인 압력을 유지하며 움직이는 것이 건강한 몸을 만들어 가는 핵심입니다.

정렬된 다리에서 얻는 힘으로 궁둥뼈결절은 바닥을 향하게 하고, 정수리는 같은 선에서 위를 향해 뻗어 줍니다. 척추가 뒤로 향하며 뒤쪽 위에서 아래를 향해 누릅니다. 그리고 이 작용은 반중력의 힘으로 연결되어 척추를 펴지게 합니다. 척추와 연결된 근육은 골반 속과 함께 아래에서 위를 향해 올라가고 어깨뼈 위 갈비뼈를 끌고 올라갑니다. 이 부분을 나눠 골반 속과 함께 올라가는 척추 상승의 힘을 살펴볼 것입니다.

그다음으로, 앞선 움직임에서 뒤로 향하는 작용으로 인한 반작용으로 앞으로 향하는 힘이 있습니다. 또한 앞으로 가는 힘과 저항하며 어깨뼈 위에서 갈비뼈를 끌고 올라가는 상승의 힘이 있습니다.

이 네 가지는 마치 '움직임의 기둥'처럼 반복적으로 쓰입니다. '기초 압력 가동'은 땅과의 접촉을 만들고, '척추기립 상승력'은 중심을 세우며, '전방 추진력'은 이동을 만들고, '흉곽 끌어올림'은 위로 열리는 공간을 확보하는 식입니다.

1	뒤-아래로 눌러 기초 압력 가동하기	몸 뒤 여섯 꼭짓점을 아래로 눌러 지면에 힘을 전달하며 중력선에 정렬함
	1-1. 바닥에서 위로 상승하는 힘을 얻어 척추기립근 끌어올리기	1-1. 골반에서 시작해 척추를 위로 들어올리는 내적 상승 압력
2	앞으로 추진하는 힘을 얻어 전방 추진력 확보하기	반작용으로 앞을 향해 뻗어 나가는 힘
3	바닥을 누르면서 몸통을 위로 끌어올리는 흉곽 끌어올림	어깨 위에서 갈비뼈를 들어 올리는 반중력 상승 압력

※ 움직임의 기둥 1은 1과 1-1로 구분된다.

이것을 나무에 대입해 다음과 같이 비유해 볼 수 있습니다. 기초 압력을 가동시키는 움직임을 땅에 뿌리내리는 작용으로, 척추기립력이 상승하는 것을 기둥이 솟는 것으로, 전방으로 추진력을 얻는 것을 가지가 뻗는 작용으로, 흉곽이 올라가는 끌어올림을 잎과 열매가 맺히는 것으로 대입해 볼 수 있습니다.

마름모 코어 key point

❶ 복사뼈, 엉덩관절, 두갈래근고랑에 있는 여섯 개의 점이 움직임의 기둥이 된다.

❷ 더 강하게 바닥을 밀어내고자 한다면 어깨뼈 사이 등뼈부터 바닥을 향해 밀어낸다.

❸ 움직이면서도 정렬을 유지하려면 뒤와 아래로 향하는 힘이 선행되어야 한다.

더 알아보기 코어 압력을 유지하는 움직임의 순서

바닥을 누르는 힘과
바닥에서 올라오는 힘

몸속에서 압력을 채우는 시작점
움직임의 기둥 1

　제자리에서 압력을 채우는 동작을 처음 익힐 때에는 복사뼈와 궁둥뼈결절, 정수리를 일직선으로 놓고, 지면에서 가까운 꼬리뼈에서부터 움직이는 것이 좋습니다. 하지만 몸 전체에 압력을 채우는 감각이 어느 정도 익숙해진 후, 움직이는 상태에서도 그 압력을 유지하고자 한다면 기준점을 달리 가져가야 합니다. 이때는 바닥을 향하는 시작점을 어깨뼈 사이에서 가장 돌출된 등뼈로 삼습니다.

중력선 위에 몸을 정렬한 채 움직이기 위해서는, 위팔의 두 갈래근고랑에서부터 엉덩관절까지를 중력선 위에 올려놓는 느낌으로, 이 부위 전체가 강하게 바닥을 향하도록 힘을 보냅니다. 여기서 중요한 개념은 '지면 반발력'입니다. 공에 비유하면 이해가 쉬울 수 있습니다. 바람이 가득 찬 공을 낮은 곳에서 떨어뜨리면 튀어 오르는 높이도 낮지만, 보다 높은 위치에서 떨어뜨릴수록 반대로 더 높이 튀어 오릅니다. 마찬가지로, 압력을 바닥을 향해 누르는 시작점이 등뼈처럼 더 위에 있을

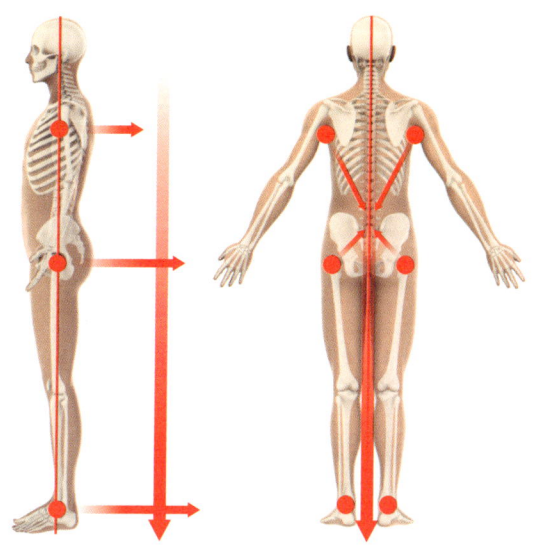

아래로 누르는 힘과 반작용

수록, 우리는 더 강한 반작용의 힘을 얻을 수 있습니다. 이처럼 몸 전체가 단번에 중력선에 '끼워지듯' 정렬되며 힘을 받을 수 있도록 준비해야 합니다.

이미 앞서 설명했듯, 바르게 정렬된 다리에서 궁둥뼈결절이 바닥을 누르고 앞세로인대를 뒤로 보내는 방식으로 속근육을 우선 작동시켜 준비 자세를 만들어야 합니다. 이어서 척추 주변의 속근육과 겉근육을 함께 사용해 겨드랑이 사이, 엉덩관절, 종아리의 복사뼈까지 뒤쪽으로 힘을 끌고 갑니다.

이때 주의할 점이 있습니다. 우리가 흔히 말하는 '꼭짓점'이 근육 수축의 시작점이 아니라는 것입니다. 꼭짓점은 힘이 도달하는 곳, 다시 말해 근육의 착지점입니다. 실제 수축은 척추의 가시돌기에서 시작하여, 이 꼭짓점들을 뒤로 당겨 붙잡는 방식으로 이루어집니다. 그러므로 척추는 이 착지점들을 충분히 끌어당길 수 있을 만큼 뒤로 강하게 향해야 합니다.

어깨뼈 사이 등뼈의 가시돌기와 엉치뼈의 가시돌기가 바닥을 향하는 위치에 있나요?

이때 중력선과 일치하는 꼭짓점 여섯 개가 바닥을 향하는 힘을 느낄 수 있나요?

마름모 코어 스트레칭

가시돋기의 방향은 부위마다 다릅니다. 특히 어깨뼈 사이에 가장 튀어나온 등뼈 아래로 내려갈수록, 가시돋기는 아래쪽을 향하게 됩니다. 이로 인해 겨드랑이 사이까지 당기는 수축의 힘은 자연스럽게 아래 방향을 갖게 되며, 이는 아래뒤톱니근이나 넓은등근과 같이 갈비뼈에 붙어 아래쪽으로 당겨 내려오는 근육의 작용과도 연결됩니다.

또한 척추세움근도 갈비뼈 좌우에 넓게 퍼져 있으며, 아래쪽 갈비뼈에서 위쪽 갈비뼈를 끌어당기므로 같은 방향성을 가지고 있습니다. 앞세로인대를 안쪽에서 바깥쪽인 뒤쪽으로 밀어낼 때, 갈비뼈가 시작되는 지점인 척추의 좌우 가로돌기 부근도 함께 밀어냅니다. 이 힘은 척추 중심에서 양 옆으로 확장되듯 작동합니다.

만약 이 영역에서 좌우 균형이 맞지 않는다면, 바로 이 부위에서부터 균형을 맞추는 데 집중해야 합니다. 왜냐하면 척추를 기준으로 양쪽으로 나뉘는 이 구간이 바로 갈비뼈와 엉덩관절의 좌우 균형이 시작되는 핵심 구간이기 때문입니다.

이러한 척추의 좌우 수축력은 위팔과 겨드랑이의 꼭짓점, 그리고 엉덩관절의 꼭짓점에 동일하게 작용해야 합니다. 이처럼 뒤로 끌어당기고 아래로 향하는 힘은, 다리를 뒤로 밀어 종아리의 복사뼈에서 아킬레스힘줄까지 당겨지며 결국 발이 지면을 강하게 밀어내는 힘으로 이어집니다.

결과적으로 우리는 여섯 개의 꼭짓점(양쪽의 겨드랑이, 엉덩관절, 복사뼈)을 균형 있게 뒤-아래로 당기는 방식으로 움직여야 하며, 그렇게 해야 균형 있는 반작용의 에너지를 확보할 수 있습니다.

이처럼 뒤로 향하는 힘이 커질수록 우리는 그 반작용으로 앞으로 밀어내는 힘도 얻게 됩니다. 그러나 중요한 것은, 이 힘이 단순히 '앞으로 나아가는' 방향으로 소모되지 않고, 바닥을 꾸준히 눌러 주는 '중심의 힘'으로 남아 있어야 한다는 점입니다. 그래야 움직이면서도 몸의 정렬이 무너지지 않고 유지될 수 있습니다.

마지막으로, 이 모든 힘의 크기는 '내가 지금 얼마나 단단히 채워진 공처럼 존재하는가?'에 따라 달라집니다. 만약 몸속 코어 공간에 충분한 압력이 없다면, 뒤로 보내는 힘이 있어도 실제로 여섯 개의 꼭짓점이 바른 위치까지 도달하지 못하고 바닥을 누르지 못하게 됩니다. 그런 경우에는 더 강한 수축이 필요합니다.

PART 1에서 이야기했던 '빵빵한 공'과 '찌그러진 공'을 떠올려 보세요. 내부 압력이 충분히 채워진 공은 겉보기에도 부풀어 있으며, 어디에 닿아도 그 탄력을 느낄 수 있습니다. 내 몸

마름모 코어 스트레칭

은 지금 어떤 상태인지 점검해 보면서, 뒤로 향하는 힘을 통해 꼭짓점까지 충분히 당겨지고 있는지를 확인해 보시길 바랍니다.

척추를 길어지게 만드는 척추기립근의 균형 있는 상승
움직임의 기둥 1-1

몸 안쪽에서 뒤로 밀어내는 힘을 만들고, 몸 바깥쪽에서는 가시돌기를 기준으로 여섯 개의 꼭짓점을 뒤-아래로 당길 수 있나요? 지면을 밀어내는 힘이 생기면, 그 반작용으로 골반 내부에서는 상승하는 힘이 생기고, 척추는 길어지며 펴지게 됩니다.

뒤-아래로 당겨지는 이 힘의 경로를 살펴보면, 넓은등근과 큰볼기근이 연결되어 종아리의 복사뼈까지 이어지는 하나의 선을 생각할 수 있습니다. 반대로 이 작용에 의해 생기는 반작용, 즉 위로 솟구치는 힘은 사선 방향을 따라 작용하며, 엉덩 허리근과 뭇갈래근이 이 역할을 담당합니다. 이때 바닥을 향해 몸을 누르는 힘이 크면 클수록, 위로 올라가는 힘도 강해지고, 동시에 앞으로 밀어내는 추진력도 함께 커지게 됩니다.

뒤-아래로 향하는 기초압력을 만들어 내는 작용으로
엉덩허리근과 뭇갈래근이 상승해 척추가 펴지는 것을
느낄 수 있나요?

엉덩뼈의 움직임을 보면 명확히 알 수 있습니다. 허리뼈의
몸통이 중력선에 위치하고 엉치뼈가 하강하면 엉덩뼈의 밖에
서는 큰볼기근이 큰돌기를 가쪽으로 돌려 바닥을 향한 작용을
강화합니다. 더불어 엉덩뼈 안쪽에서는 허리뼈의 몸통과 세워

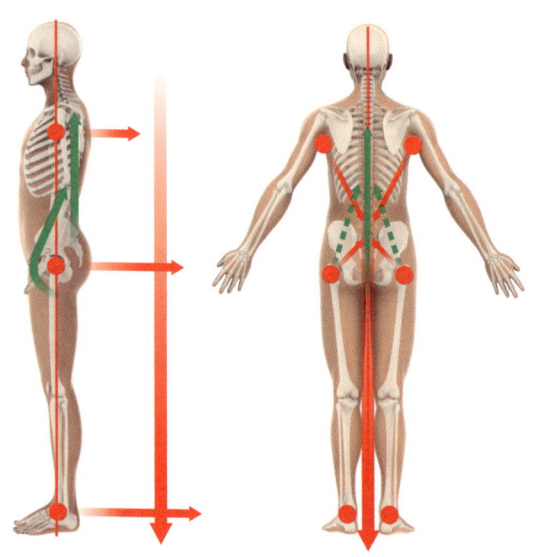

바닥에서 위로 상승하는 힘을 얻어 엉덩허리근과 뭇갈래근 끌어올리기

진 엉덩뼈에서 엉덩허리근이 작은돌기를 끌어올리며 사선 위로 향하는 상승의 힘을 만들어 냅니다. 즉, 엉덩관절을 중심으로 겉과 속이 각각 바닥을 누르면서도 위로 당겨 주는 방향성을 갖는 셈입니다.

한편, 척추와 연결된 갈비뼈는 단순히 수평이 아닌, 한글 '시옷(ㅅ)' 자 모양처럼 붙어 있습니다. 뒤쪽 중앙에서 보면, 양쪽으로 갈수록 아래로 떨어지는 형태를 갖고 있는 것입니다. 이 구조 때문에 갈비뼈 양 옆을 아래로 당기는 근육들이 작용합니다. 주로 아래쪽 가시돌기에서 시작된 근육들이 보다 위쪽 바깥 갈비뼈에 붙어 갈비뼈들을 아래 방향으로 잡아당기는 식입니다.

이처럼 갈비뼈를 아래로 내리는 작용은, 척추의 중심인 가로돌기 부위에 반작용을 만들어 냅니다. 즉, 가로돌기는 상대적으로 상승하려는 힘을 얻게 되고, 그 위로 척추가 길어지는 결과로 이어집니다. 특히 가로돌기에는 2~4개 위의 가시돌기를 향해 위로 뻗는 근육, 즉 뭇갈래근이 정밀하게 연결되어 있어, 이 상승의 흐름을 구체화합니다.

결국 골반에서 시작된 아래 방향의 당김이, 위쪽 갈비뼈에까지 영향을 주며 척추를 위로 끌어올리게 되는 것입니다. 이 흐름은 겉에 있는 척추세움근도 같은 방향성을 가지며, 아래에서 위로 뻗어 올라가도록 설계되어 있습니다. 이 근육은 상, 중, 하 세 영역으로 나뉘며 각 파트에서 같은 원리로 작용합니다.(CHAPTER 3 참조)

이러한 구조와 작용의 통합을 시각적으로 표현하면 삼지창과 같은 모양이 됩니다. 좌우의 엉덩허리근, 그리고 척추 전체를 따라 꼬리뼈부터 목뼈까지 이어지는 뭇갈래근이 삼지창의 세 갈래를 형성하고, 이 모든 것이 하나의 에너지 흐름으로 연결되는 셈입니다.

결국 이 에너지는, 등에서부터 아래 방향으로 작용해 땅을 누르는 힘 덕분에 발생하는 선물 같은 반작용입니다. 즉, 몸이 아래로 눌러 준 만큼 척추는 그 반대 방향으로 길어지고, 몸 안쪽에서 상승하는 에너지를 얻게 됩니다.

이 과정에서 중요한 것은 속근육과 겉근육이 항상 세트처럼 함께 작동해야 한다는 점입니다. 속근육에 압력이 충분히 채워져야 겉근육이 적절한 위치에서 지면을 밀어낼 수 있고, 그렇게 발현된 겉근육의 힘은 다시 속근육으로 압력을 되돌려 줄 수 있기 때문입니다. 이러한 힘의 순환이 이어지면서 몸은 안정된 중심을 유지하게 됩니다.

이러한 척추 중심의 시스템에서 좌우의 균형을 이루는 것 또한 매우 중요합니다. 여섯 개의 꼭짓점(양쪽의 겨드랑이, 엉덩관절, 복사뼈)을 뒤 아래로 당기는 수축이 일어날 때, 우리는 고유 수용감각을 충분히 활용해야 합니다. 움직임이 크든 작든, 항상 척추를 중심으로 좌우로 나뉘는 그 균형을 무조건 가장 먼저 고려해야 합니다.

이 기본이 갖추어질 때, 반작용으로 작용하는 상승의 힘 또한 좌우 균형을 이루게 되며, 척추 중심에 제대로 된 에너지가 생성되고 회복될 수 있습니다.

마름모 코어 key point

❶ 큰볼기근은 엉덩뼈 겉에서 엉덩관절을 당겨 중력선에 위치하게 하고 엉덩허리근은 엉덩뼈 안에서 엉덩관절을 끄집어내 반중력의 힘을 갖는다.

❷ 양 엉덩허리근과 뭇갈래근은 삼지창의 모양을 가지며 사선 위를 향한다.

더 알아보기 겉과 속의 쓰임새가 다른 엉덩뼈의 이해

CHAPTER 16

사방으로 뻗어 나가는
확장의 힘

몸 안에서 뒤로 밀어내는 힘이 생기면, 이 힘은 단지 뒤로만 작용하지 않습니다. 몸의 공간은 서로 연결되어 있기 때문에, 뒤로 향하는 힘은 앞으로 향하는 힘과도 밀접하게 연결됩니다.

이러한 연결은 특히 수평 마름모로 이어지는 골반과 엉덩관절, 그리고 몸통과 위팔 사이에서 잘 드러납니다. 그래서 우리가 앞으로 나아가는 힘, 즉 전방 추진력을 만들고자 할 때는 골반에서 다리를 앞쪽으로 끌어당기는 힘과 몸통에서 위팔을 앞으로 끌어당기는 힘이 함께 작동해야 합니다. 이 둘은 몸속 깊은 압력의 흐름을 통해 연결되어 있으며, 이를 조절하는 중심이 바로 코어 공간입니다.

앞서 설명했던 '기초 압력 가동'이란 움직임에서는, 엉덩관절과 위팔의 꼭짓점을 뒤-아래 방향으로 강하게 당기는 힘을 사용합니다. 이때 이 꼭짓점을 얼마나 깊이, 강하게 당기느냐에 따라 앞으로 나아가는 추진력의 크기 또한 달라집니다. 다

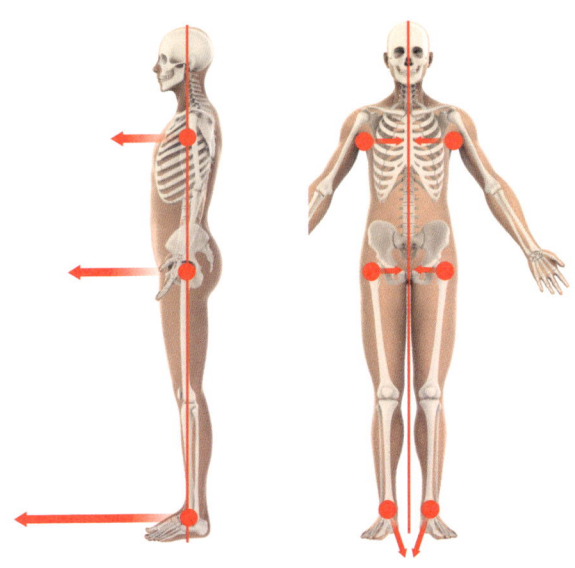

앞으로 추진하는 힘을 얻어 전방 추진력 확보하기

시 말해, 뒤에서 얼마나 강하게 눌러 주었느냐가 앞으로의 움직임을 결정짓는 것입니다.

특히 엉덩관절의 큰돌기를 바깥쪽으로 당기는 힘이 강할수록, 골반은 보다 열린 형태를 가지게 됩니다. 이때 골반 아래쪽의 폐쇄구멍과 디근존이라 불리는 부위에서는 큰돌기 뒤쪽과 넙다리뼈 뒤쪽의 거친선이 강하게 끌려나오며, 앞으로 나아가기 위한 다리의 준비를 돕습니다.

꼭짓점 여섯 개를 뒤-아래로 당기는 힘을 이기고
폐쇄구멍과 디근존이 넙다리뼈 몸통 뒤쪽을
좌우 동일하게 당기고 있나요?

또 AIIS에서 무릎을 수직으로 당기고 있나요?
(무릎에 닿는 넙다리곧은근은 여기서 시작합니다.)

또한 복장뼈에서 좌우 겨드랑이를
같은 힘으로 당기고 있나요?

이때 배에서 느껴지는 자극은 어떤 것인가요?

이러한 힘은 단지 추진력만을 만들어 내는 것이 아니라, 보행 중에도 골반을 중립 상태로 유지하게 하고, 동시에 엉덩관절의 굽힘이 안정적으로 일어날 수 있게 도와줍니다. 덕분에 정강뼈가 뒤로 밀리지 않고, 다리 전체가 해부학적으로 바른 위치에서 움직일 수 있게 됩니다. 결국 이 흐름은, 엉덩관절과 넙다리뼈, 그리고 종아리까지 이어지며 다리 전체가 당겨지는 선형적 연결을 만들어 냅니다.

이제 배와 갈비뼈로 시선을 옮겨 보겠습니다. 골반에서 다리를 앞으로 당기는 힘은 배가 있는 앞쪽 수직 마름모까지도 앞을 향한 방향성을 가지도록 영향을 미칩니다. 골반 위쪽과 마찬가지로 갈비뼈 아래쪽도 앞으로 열린 형태를 띠게 됩니다.

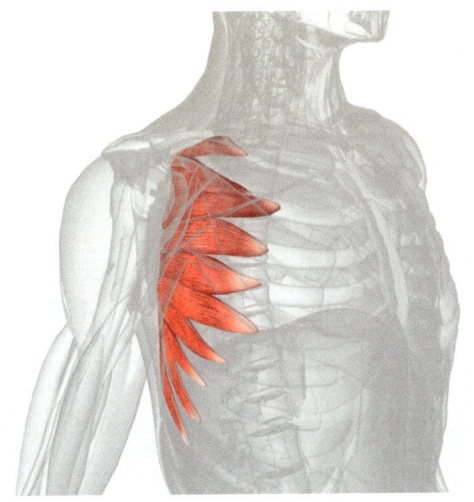

앞톱니근

이때 갈비뼈 양옆에 붙은 앞톱니근의 역할이 중요합니다. 이 근육은 갈비뼈 앞쪽, 특히 아래쪽에 있는 10번째 갈비뼈에서 위쪽에 있는 1번째 갈비뼈까지 따라 위로 올라가며, 앞쪽을 향해 몸통의 압력을 만들어 냅니다. 등 아래 뒤쪽 갈비뼈가 뒤로 향해 아래로 당겨질 때, 앞쪽 갈비뼈는 반대로 앞으로 밀려나야 몸속 전체에 압력이 고르게 퍼질 수 있습니다.

또한 갈비뼈 좌우의 수축력이 균형을 이루어야, 정중앙에서 좌우로 갈라지는 복장뼈와 빗장뼈의 움직임도 균형을 갖게 됩니다. 이렇게 해야 팔의 움직임에 몸통이 끌려가는 것보다 몸속 코어의 압력이 더 강하게 작용해, 안정된 자세와 중심을 유지할 수 있습니다.

앞톱니근은 어깨뼈의 안쪽 모서리와 연결되어 있기 때문에, 앞쪽 몸통의 압력에 따라 어깨는 자연스럽게 모아지거나 벌어지는 움직임을 갖게 됩니다. 이는 어깨뼈를 안정적인 위치에서 사용할 수 있게 만드는 핵심 요소입니다.

이러한 모든 구조는 결국 하체에서 위팔까지 이어지는 하나의 흐름으로 작동합니다. 골반에서 다리를 당기는 힘은, 위로는 코어를 지나 겨드랑이까지 연결되며, 보행 중에는 바닥을 누르는 발과 지지하고 있는 다리, 그리고 앞으로 나아가며 들리는 다리를 모두 포함한 전체 움직임으로 확장됩니다.

이 과정에서 뒤로 밀어 앞으로 끌어내는 힘이 생기면, 그와 동시에 몸속에서는 겨드랑이가 앞으로 끌려 나옵니다. 이 힘은 궁둥뼈결절이 바닥을 지지하고 있는 힘에서 폐쇄구멍을 수평 앞으로 밀어내며 정강이의 복사뼈와 엄지발가락까지 당겨 이동하는 힘에서 시작합니다. 그렇게 골반에서 시작한 이 힘은 다리에서 겨드랑이까지 중심을 유지하고 방향을 이끄는 역할을 합니다.

예를 들어, 오른쪽 꼭짓점 세 개(겨드랑이, 엉덩관절, 복사뼈)가 중력선 위에서 바닥을 누르면, 다시 그 꼭짓점을 당겨 앞으로 밀어내는 힘을 얻게 됩니다. 이 힘은 왼쪽의 세 꼭짓점으로 전달되어, 왼발이 앞쪽으로 이동하면서 바닥을 누르게 됩니다. 좌우 번갈아 가며 반복되는 이 작용이 바로 균형 잡힌 보행의 원리입니다.

마지막으로, 이 모든 힘의 중심에는 코어가 있습니다. 코어는 하체와 상체를 연결해 주는 균형의 통로로서 기능해야 하며, 배가 있는 앞쪽 공간은 언제나 앞으로 향한 방향성과 통일감을 유지해야 합니다. 그래야 걸을 때마다 압력의 흐름이 끊기지 않고, 몸 전체의 중심도 흔들리지 않습니다.

몸통을 끌어올리는 힘, 척추의 균형, 그리고 압력의 순환
움직임의 기둥 3

우리가 몸을 움직일 때, 단순히 팔다리를 쓰는 것처럼 보이지만, 실제로는 몸속에서 일어나는 압력과 에너지의 방향성이 전반적인 움직임을 결정합니다. 그중에서도 특히 중요한 것은, 바닥을 누르는 힘을 통해 몸통을 위로 끌어올리는 힘, 즉 흉곽 끌어올림입니다.

이 끌어올림은 이전에 설명한 삼지창 모양의 상승 에너지와 만나 작용합니다. 즉, 엉덩이 깊은 곳에서 척추를 따라 올라오던 힘이 이제는 위쪽 갈비뼈를 끌어올리는 또 다른 상승의 흐름으로 확장되는 것입니다. 이 흐름은 단독으로 존재하지 않고, 뒤로 눌러 주는 힘과 앞으로 밀어내는 힘이 함께 작용할 때에만 만들어집니다.

쉽게 말해, 몸의 뒤쪽에서 아래로 누르는 힘이 생기면, 그 반작용으로 몸은 앞으로, 그리고 위로 팽창하게 되는 것입니다. 이 힘은 마치 턱걸이를 하듯, 몸을 위로 끌어올리는 에너지이며, 동시에 척추를 곧게 펴 주는 힘입니다. 척추 신전의 움직임이 이 과정에서 일어납니다.

갈비뼈 주변에는 여러 방향으로 작용하는 근육들이 있습니다. 어떤 것은 아래로, 어떤 것은 앞으로, 또 어떤 것은 위로 향

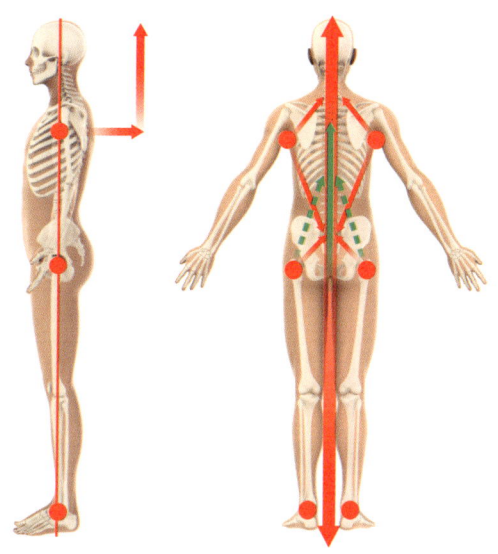

바닥을 누르면서 몸통과 흉곽의 끌어올림

하면서 각각의 방향으로 압력을 채워 줍니다. 예를 들어, 어깨뼈 사이 위쪽 갈비뼈에는 위뒤톱니근이라는 근육이 있는데, 이 근육은 척추의 가시돌기에서 시작하여 좌우 갈비뼈를 중심으로 모아 주는 방향으로 작용합니다.

이 힘이 잘 작용하려면 특히 등뼈 중간 부분, 즉 가시돌기가 수평 뒤쪽으로 강하게 밀어내는 힘을 가져야 합니다. 그래야 좌우의 갈비뼈를 척추 쪽으로 당기는 힘도 강해지고, 그 결과 척추는 더 길게 펴지고, 목과 머리의 정렬도 안정되게 유지됩니다.

　팔을 사용할 때, 한쪽 방향의 힘이 너무 강하면 몸 전체의 정렬이 무너질 수 있습니다. 척추와 어깨뼈, 위팔을 연결하는 근육들이 균형을 잘 유지해야, 척추가 한쪽으로 끌려가지 않고 중심을 지킬 수 있습니다. 특히 바닥을 누르며 몸을 끌어올리는 이 순간은 가장 조심해야 할 시점입니다. 위팔의 힘이 강하면 척추 전체가 그쪽으로 따라가 버릴 수도 있기 때문입니다.

　그래서 척추의 중심인 가시돌기를 기준으로 삼아, 좌우 갈비뼈와 어깨뼈를 같은 세기로 당겨 주는 균형 감각이 중요합니다. 이 구간에 있는 근육들은 척추에서 가로 방향으로 당기는 힘을 발휘하면서, 동시에 아래와 위로 몸을 늘려 주는 힘으로 작용합니다.

　구체적으로는, 마름근(능형근)이 양 어깨뼈의 안쪽 모서리를 잡아당기고, 등세모근이 어깨뼈의 가시와 빗장뼈, 봉우리돌기까지를 조율합니다. 이러한 근육들이 가시돌기를 중심으로 좌우 대칭을 이루며 작동할 때, 위팔의 움직임이 과도하게 척추를 끌고 가지 않고, 중심이 튼튼하게 유지됩니다.

　이렇듯 엉덩이 깊은 곳에서 출발한 에너지가 척추를 타고 올라와 위로 상승하는 흐름을 만들고, 또 앞으로 밀어내는 에너지와 만나게 되면, 몸통 전체를 위로 끌어올릴 수 있게 됩니다.

이때 갈비뼈 양옆이 중심 쪽으로 모여들면, 잘못된 자세인 라운드 숄더나 거북목 같은 현상이 개선될 수 있습니다.

이 모든 힘은 결국 머리의 위치를 결정합니다. 머리는 이 상승하는 에너지와 앞으로 향하는 에너지의 중간 지점에 있어야 합니다. 다시 말해, 귀가 중력선 위에 위치할 수 있도록 앞뒤에서 끌어당기는 힘이 균형을 이루어야 합니다.

척추에서 어깨뼈를 가로로 당길 때
좌우 높이와 수축의 힘이 같은가요?

귀 옆을 당길 때 앞뒤에서 당기는
좌우 근육의 길이가 같은가요?

우리는 처음에 '기초 압력을 만들기 위해 뒤-아래로 바닥을 누르는 힘'을 살펴보았고, 그 힘으로부터 척추를 끌어올리는 척추기립근의 상승 에너지, 그리고 몸을 앞으로 확장시키는 전방 추진력을 만들어 내는 부분까지 살펴보았습니다. 마지막으로 이 두 에너지가 만나는 지점에서, 몸통을 위로 끌어올리는 흉곽 끌어올림이 완성됩니다. 그리고 이와 같은 에너지는 선순환 관계를 이룹니다.

이러한 힘의 순환은 단 한 번으로 끝나지 않습니다. 움직일 때마다 반복해서 일어나야 하며, 매 순간 궁둥뼈 결절과 함께 뒤를 눌러 주는 힘이 가장 먼저 시작되어야 합니다. 왜냐하면, 이 뒤에서 시작하는 압력이 있어야만, 앞으로와 위로 작용하는 힘이 제대로 작동할 수 있기 때문입니다.

세 가지 작용 (압력의 방향)	압력이 합쳐진 자세와 움직임
중력선보다 뒤로 가서 아래로 누르기 (기초 압력 가동) - 겨드랑이, 엉덩관절, 복사뼈, 꼭짓점을 바닥 쪽으로 당김 - 지면 반발력을 형성함	중력선에서 앞뒤로 확장해 압력이 가득 찬 상태에서 몸 전체 정렬 + 균형 잡힌 움직임
바닥에서 뒤-위로 상승 (척추기립근 끌어올리기) - 삼지창 모양으로 엉덩허리근과 뭇갈래근을 통해 위로 상승 - 흉곽 끌어올림, 척추 폄, 목과 머리 정렬까지 연결됨	- 척추 중심이 정렬됨 - 머리 위치가 중력선 위에 놓임 - 라운드숄더, 거북목 등의 잘못된 자세가 수정됨 - 좌우 균형이 조율됨 - 보행, 서기, 움직임 전반에 걸쳐 안정성 확보
중력선보다 앞으로 확장 (전방 추진력 확보) - 골반에서 넙다리뼈, 몸통에서 위팔을 앞으로 당김 - 갈비뼈, 복장뼈, 앞톱니근을 통해 몸통 압력 확장	

마름모 코어 key point

❶ 정렬된 다리에서 궁둥뼈결절이 압축되고 궁둥뼈결절이
   정강이의 복사뼈와 같은 선에서 바닥을 밀어낸다.

❷ 이보다 뒤-아래로 눌러 기초 압력을 만든다.

❸ 디근존에서 다리를 당기며 코어를 거쳐 몸통에서 겨드랑이를
   끄집어내는 힘을 선으로 연결한다.

❹ 반중력 삼지창의 힘은 골반 안쪽과 등위부터 목으로 연결되어
   머리를 향한다.

❺ 귀 옆을 몸의 앞과 뒤에서 당기고 정수리는 중력선과 연결되기
   때문에 앞뒤 확장에 균형이 있어야 한다.

더 알아보기 반중력 삼지창의 힘 이해하기

피라미드 같은
안정적인 에너지

코어에서 팔과 다리가 뻗어 나가는 힘

몸통의 앞뒤 중심에서 위팔과 엉덩관절을 몸 중앙으로 당기면 이 힘을 이기고 아래팔과 아랫다리는 멀리 뻗어져 나가야합니다. 이 힘은 제자리에 서 있을 때뿐 아니라 움직일 때도 유지되어야 합니다.

몸에서는 위팔과 엉덩관절을 몸 중앙으로 당깁니다. 위팔과 엉덩관절은 몸의 양옆에 있고 이 부분이 바로 중력선에 위치한 꼭짓점입니다. 몸과 골반의 앞뒤에서 몸에 끼워져 있는 이 부분을 단단히 잡고 있습니다. 그래서 위팔과 엉덩관절이 이

탈했다는 것은 몸에서 당기는 힘이 약해졌다는 뜻입니다. 라운드숄더나 엉덩관절의 안쪽돌림이 이에 해당합니다. 근육을 절대로 사용하여 바른 정렬을 가지고 있다면 위팔이나 엉덩관절이 약간의 가쪽돌림을 갖고 있어야 합니다. 이것이 해부학적 자세입니다.

이렇게 위팔과 엉덩관절을 당기는 힘을 이기고 아래팔과 아랫다리는 멀리 뻗어져 나가야 합니다. 팔다리의 움직임에서 위팔이나 엉덩관절이 몸 밖으로 따라 나가는 경우, 수평 마름모의 에너지가 깨지게 됩니다. 팔이음뼈나 다리이음뼈의 형태가 무너지는 것입니다. 이는 척추의 바른 위치를 벗어나게 합니다. 그래서 앞뒤를 향해 서로 반대로 향하는 힘으로 근육의 결을 유지하고 압력을 채우고 위팔과 엉덩관절을 당기며 아래팔과 아랫다리를 뻗어 내며 움직입니다.

> 걸으며 발이 지면에 닿을 때
> 척추가 중앙에서 엉덩관절을 당기고 있나요?
>
> 아니면 발에서 엉덩관절을 당겨
> 척추가 중앙에서 이탈해 있나요?

이때 정강뼈는 앞을 향하는 힘을 갖고 종아리뼈는 뒤를 향하는 힘을 가집니다. 다리의 서로 반대로 향하는 힘은 발등과 발바닥으로 연결되어 당기게 됩니다. 그래서 넙다리뼈 아래에서 시작하는 장딴지근으로 아킬레스힘줄을 중앙에 위치하게 하고 발바닥까지 연결해 당깁니다. 이는 족궁을 세워 주고 발이 고르게 바닥을 밀어내는 힘으로 연결됩니다. 다리가 앞뒤로 서로 반대로 향하는 힘은 궁둥뼈의 압축을 도와 골반의 중립으로 연결되고 다시 넙다리뼈의 해부학적 자세를 유지시켜 줍니다. 이동을 시작하여 다리 하나가 지면에서 멀어질 때도 이 시스템은 유지되어야 합니다.

아래팔은 조금 독특한 구조를 가지고 있습니다. 아래팔을

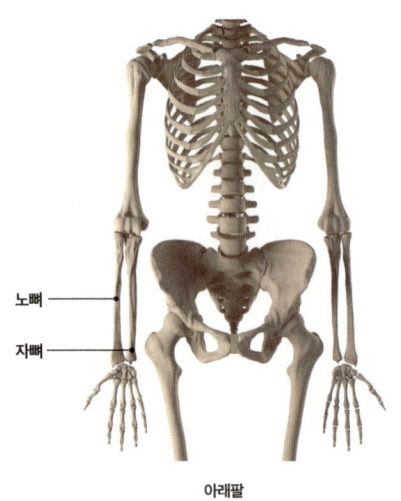

노뼈
자뼈

아래팔

　　　　　　　　　　　　　마름모 코어 스트레칭

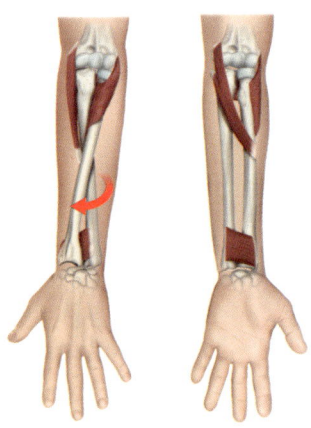

왼손의 엎침과 뒤침

구성하는 자뼈(척골)와 노뼈(요골)의 움직임은 엎침과 뒤침이라는 뼈의 움직임을 만들어 냅니다. 손바닥이 하늘을 보는 것이 뒤침이고 손바닥이 바닥을 보는 것이 엎침입니다. 이는 손바닥의 움직임도 아니고 위팔의 움직임도 아닙니다. 팔꿈치로 알고 있는 자뼈 옆에 노뼈가 나란히 있을 때는 손바닥이 하늘을 봅니다. 그러나 자뼈는 움직이지 않고 나란히 있던 노뼈가 자뼈 위로 올라가면 손바닥이 바닥을 보게 됩니다.

그러나 대부분 이런 구조를 이해하고 움직이는 경우는 거의 없습니다. 많은 경우 위팔과 어깨가 몸에서 벗어나며 손바닥이 바닥을 향해 물건을 집게 됩니다. 이런 움직임의 수많은 반복은 몸의 형태를 바꿔 놓을 수 있습니다. 그래서 움직임을 수정해야 합니다. 몸통이 앞뒤에서 당기는 힘으로 위팔을 고정하고 아래팔로 잡거나 밀어내야 합니다. 그리고 당길 때는 몸에서 위팔을 통하는 힘을 써야 합니다. 이것이 척추와 몸통의 구조를 유지하며 움직이는 비결입니다.

피라미드 같은 앞뒤 확장의 에너지

삼각형은 안정된 구조를 상징합니다. 반면, 이 삼각형을 거꾸로 세운 역삼각형에서는 불안정함이 느껴집니다. 사람도 마찬가지입니다. 어떤 사람은 안정감을 주지만, 어떤 사람은 금방이라도 쓰러질 듯한 불안함을 풍깁니다.

인간은 상대적으로 몸통에 비해 작은 발을 가졌지만, 그 구조를 어떻게 활용하느냐에 따라 안정된 삼각형 구조로 에너지를 쓸 수도 있고, 불안정한 구조로 에너지를 소비할 수도 있습니다. 특별한 예외를 제외하면, 사람들은 모두 비슷한 해부학적 구조를 가집니다. 골반과 몸통, 머리, 그리고 사지로 이루어진 몸의 구조는 같지만, 표출되는 신체 능력은 사람마다 다르게 나타납니다.

몸통보다 작은 발이 온몸과 연결된 에너지로 작동하는 경우와, 몸통과 분리된 방식으로 작동하는 경우의 차이는 분명합니다. 그렇기에 움직임은 언제나 몸 전체가 참여하는 움직임이어야 합니다. 겉으로 보기엔 단지 손을 든 것처럼 보이더라도, 그 움직임은 움직임의 기둥을 전부 활용한 결과여야 합니다.

뒤-아래로 눌러 기초 압력을 가동하고, 바닥에서 위로 상승하는 힘을 통해 척추기립근을 끌어올리며, 앞으로 추진하는 힘을 얻어 전방 추진력을 확보하고, 마지막으로 몸통을 위로 끌어올리는 에너지까지 작동한 이후, 손을 들어야 합니다. 다리를 사용할 때도 마찬가지입니다.

하지만 이 순서대로 작동하더라도, 표출되는 힘의 크기와 밀도는 사람마다 다르게 나타납니다. 그 차이는 이 에너지 상태를 얼마나 오랜 시간 동안 유지할 수 있는가에 따라 결정됩니다. 예를 들어, 어깨뼈 사이에서 발생한 뒤-아래로 향하는 힘이 바닥을 밀어내는 순간, 지면과 연결된 복사뼈가 무너진다면, 그 힘은 지면반발력을 만들어 내지 못합니다.

지면반발력은 곧 척추를 위로 끌어올리는 힘으로, 다시 전방 추진력으로 연결되고, 궁극적으로는 머리를 거쳐 손이나 다리의 움직임으로까지 전달되어야 합니다. 이를 위해서는 다리 전체가 앞뒤로 길게 확장된 상태를 충분히 유지할 수 있어야 합니다.

이 힘은 넙다리뼈 아래에서 아킬레스힘줄을 거쳐 발바닥까지 이어지고, 다시 발등을 당기는 힘으로도 연결됩니다. 이렇게 발바닥과 발등이 동시에 길게 당겨지는 힘은, 서 있을 때는 지면을 강하게 누르는 힘이 되고, 보행 시에는 지면을 밀어내는 추진력이 됩니다.

> 걸을 때 지면을 밀어내기 위해서
> 다리의 위쪽부터 발바닥과 발등을 발가락 끝까지
> 촘촘하게 수축해 당기고 있나요?

안정적인 피라미드 구조는 아래가 넓고 깁니다. 마찬가지로 사람의 몸에서도 아래쪽, 즉 다리가 앞뒤로 충분히 확장되어 있어야 위쪽 구조를 안정적으로 세울 수 있습니다. 이 확장된 힘은 몸의 중심을 안정시키고, 에너지를 골고루 채워 넣어 단단함과 안정감을 만듭니다.

반대로, 아랫다리의 앞뒤 확장력이 무너지면 그 영향은 빠르게 위로 퍼집니다. 발의 변형에서 시작된 무너짐은 넙다리뼈의 위치 변형으로, 이어서 골반의 비틀림으로 연결됩니다. 무너짐의 원인은 다양하지만, 회복은 언제나 아랫다리의 앞뒤 확장에서 시작됩니다. 그리고 이 회복은 발과 넙다리뼈, 골반

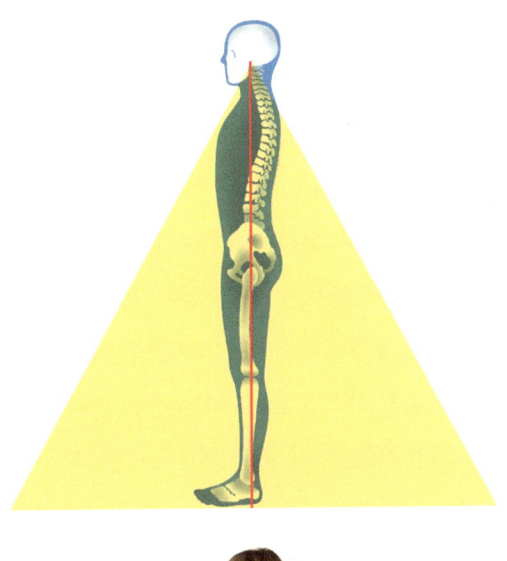

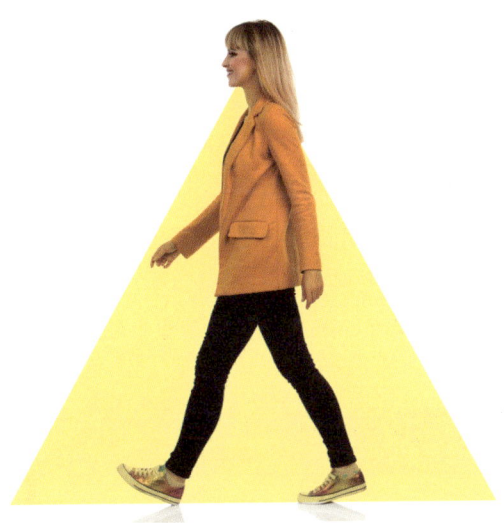

피라미드 같은 확장의 에너지

까지 연결되며, 위쪽으로 확장되어 갑니다.

결국 지면에 닿아 있는 나의 '첫 번째 기둥'이 멀리, 그리고 오랫동안 그 방향을 유지하고 있다면, 그 위의 구조물이 바르게 설 수 있습니다. 그리고 이렇게 안정된 구조는 다시 발과 연결되어, 움직임의 기능까지 회복하게 됩니다.

몸통에 비해 작은 발이지만, 그 안에 숨은 에너지를 피라미드 구조처럼 넓고 깊게 활용할 수 있다면, 우리는 보다 안정적이고 효율적인 정렬과 움직임을 만들어 낼 수 있습니다.

마름모 코어 key point

❶ 팔과 다리를 움직이기 전에 몸에 압력을 채워 중심을 잡는다. 피라미드 구조처럼, 다리와 발에서 멀리 뻗어 나가는 에너지 확장이 몸의 압력 유지에 도움이 된다.

❷ 팔과 다리는 위팔과 엉덩관절이 가쪽으로 회전한 바른 정렬 상태에서 뻗어 나가는 힘이 좋아진다.

❸ 피라미드의 에너지는 보행 시 지면을 밀어내는 데 도움이 된다.

더 알아보기 정삼각형 에너지와 역삼각형 에너지

마름모 코어 스트레칭

가장 깊고 큰 호흡,
순환하는 호흡

온몸의 속근육을 사용하는 진짜 호흡

어떤 호흡을 원하시나요? 아마도 이 질문에 '짧고 얕은 호흡'이라고 답하실 분은 거의 없을 것입니다. 그렇다면 반대로, '길고 깊은 호흡'이란 무엇일까요? 그것은 단순히 폐의 용량을 늘리는 것이 아니라, 전신의 근육을 함께 쓰는 호흡입니다.

코로 숨을 마시고 입으로 내쉬는 것만을 호흡이라고 생각하는 분들은, 호흡에도 근육이 쓰인다는 점이 낯설게 느껴질 수 있습니다. 그러나 우리 몸에는 호흡을 돕는 다양한 근육들이 존재합니다.

예를 들어, 숨을 뱉을 때는 뒤 아래를 향하는 아래뒤톱니근(하후거근)이, 숨을 들이마실 때는 뒤 위를 향하는 위뒤톱니근(상후거근)이 작동합니다. 이처럼 호흡에 참여하는 근육들이 올바르게 작동하려면, 몸은 정렬된 상태에 있어야 합니다. 몸이 무너진 상태에서는 호흡도 무너지고, 그에 사용되는 근육들도 제대로 작동하지 않기 때문입니다. 다시 말해, 몸을 바른 정렬로 회복한다는 것은, 바른 호흡을 위한 위치로 몸을 옮기는 것이기도 합니다.

호흡과 관련한 근육의 작동은 다음과 같은 순서로 설명할 수 있습니다. 먼저 골반에서 궁둥뼈결절이 바닥을 누르는 힘을 유지하고, 엉덩뼈와 두덩뼈가 서로 반대로 향해 멀어지며 엉덩관절이 수축합니다. 동시에 숨을 마시면 몸통 아래의 가로막도 우산처럼 아래로 확장됩니다. 이때 가로막이 궁둥뼈결절까지 내려간다는 느낌으로 아래로 깊이 눌러 주면서 골반바닥부터 앞뒤 확장을 더 멀리합니다. 세로로 누르며 가로로도 멀어집니다.

이처럼 골반과 가로막이 각자의 방향으로 멀어지면, 몸의 중심부인 코어 공간에 압력이 채워질 수 있는 기반이 마련됩니다. 코어 공간은 바른 정렬 안에서 기울어짐 없이 원형으로 유지되어야 깊은 호흡이 가능해집니다.

이렇게 가로막이 아래로 당겨질 때 아래뒤톱니근 역시 아래로 당겨지고, 이 힘이 골반의 앞뒤 확장력과 만나면서 뒤-아래로 누르는 압력이 형성됩니다. 이렇듯 바닥을 향해 끌고 내려오는 에너지는 깊은 호흡의 전제가 됩니다. 이 힘이 유지되어야, 다시 몸 앞쪽으로 확장되는 전방 추진력이 발생할 수 있고, 동시에 척추를 위로 끌어올리는 척추기립근의 상승력과 연결될 수 있기 때문입니다.

숨을 마실 때도, 내쉴 때도, 뒤-아래로 향하며
바닥을 누르는 힘은 유지되고 있나요?

가장 깊고 큰 호흡은 이 모든 힘들이 바닥을 향해 얼마나 깊고 길게 유지되는가에 달려 있습니다. 숨을 마시면서 이러한 '바닥을 누르는 힘'이 위로 함께 끌어올려져 버리면, 그 호흡은 짧고 얕은 호흡으로 제한되고 맙니다.

이제 궁둥뼈결절이 바닥을 누르고 골반 겉에서 척추와 함께 엉덩관절을 당기며 뒤-아래로 향하는 힘을 유지한 상태에서 숨을 마신다고 가정해 봅시다. 이때 골반 안쪽에서는 척추를 위로 끌어올리는 삼지창의 힘이 작동하게 되고, 동시에 몸은 앞을 향해 확장됩니다. 골반에서 엉덩뼈와 엉치뼈가 뒤를 향하고, 폐쇄구멍이 앞을 향할 때, 골반바닥은 앞뒤로 길어지며 양옆의 방향은 조여집니다. 이는 골반바닥이 몸 안쪽으로 끌려 올라가는 힘, 즉 정확한 케겔 운동의 구조가 만들어지는 방향이기도 합니다. 이 점에서 온몸의 속근육을 쓰는 깊은 호흡을 '골반바닥 호흡'이라고 할 수도 있습니다.(127쪽 그림 참조)

여전히 등뼈부터 시작된 뒤-아래로 향하는 힘과 궁둥뼈결절의 힘이 유지되고 있다면, 비어 있던 배 공간까지도 앞쪽으로 밀어내는 복식호흡이 가능해집니다. 종종 배만 밀어내는 것이 복식 호흡이라고 생각하는 경우도 있지만, 진정한 복식 호흡 역시 뒤-아래로 누르는 힘이 전제되어야 제대로 작동합니다.

이후, 전방 추진력이 작동하여 10번째 갈비뼈가 앞으로 밀려나면, 가로막 호흡(횡격막 호흡)이 됩니다. 이때 갈비뼈 아래가 우산처럼 펼쳐지기 위해서는 등 아래의 갈비뼈 역시 바른 정렬에 위치해야 합니다. 숨이 폐 가득 차며 흉곽으로 차오르는 흉곽 호흡이 되기 위해서도 마찬가지입니다. 어깨가 위로 들리거나 빗장뼈(쇄골)가 들리는 것이 아니라, 앞톱니근이 갈비뼈를 수평으로 끌고 나가야 합니다.

이미 골반에서부터 근육이 앞뒤로 확장되어 있었기 때문에, 흉곽도 마찬가지로 근육의 결을 따라 앞뒤와 양옆으로 확장됩니다. 이 확장된 힘은 뒤쪽으로 끌고 올라가는 뒤-위 방향의 힘과 연결되어 머리까지 이어지며 마무리됩니다.

결과적으로, 가장 깊은 호흡은 등뼈 맨 위에서 시작하여 척추를 따라 골반까지 내려가고, 다시 엉덩관절을 통해 앞과 위로 확장되며 돌아옵니다. 바닥을 누르는 힘이 닿는 거리만큼 호흡의 깊이와 범위도 정해지는 것입니다. 반대로, 짧고 얕은 호흡이나 구강호흡은 대부분 바닥을 누르는 힘이 없을 때 나타납니다.

몸통만 바닥을 누르는 방향을 가지고 있다면, 호흡도 몸통에서만 이뤄지고 맙니다. 그러나 몸통과 골반이 함께 연결되어 바닥을 누르게 된다면, 호흡은 골반까지 내려갈 수 있게 됩니다.

이처럼 골반바닥 호흡, 복식 호흡, 횡격막 호흡, 흉곽 호흡은 각각 따로 분리된 것이 아니라, 모두 뒤-아래로 누르는 힘을 올바르게 사용하는 데에서 시작되는 하나의 체계입니다. 이를 위해서는 모든 척추가 중력선인 궁둥뼈결절보다 뒤에 위치해야 하는 바른 정렬이 필요합니다.

이 모든 호흡들이 따로 분리된 듯 보여도, 몸 전체를 제대로 정렬하고 연결하면 하나의 커다란, 깊은 호흡으로 작동합니다. 그리고 이 호흡은 다음과 같은 근육 순환 메커니즘과 함께 자연스럽게 일어납니다.

뒤-아래로 누르며 기초 압력을 형성하고, 그 반작용으로 척추기립근을 타고 위로 끌고 올라가며, 다시 앞으로 확장되는 전방 추진력을 만들고, 마지막으로 몸통을 위로 끌어올리는 흉곽 인양력으로 마무리되는 이 순환이, 다시 숨을 내쉬며 뒤-아래로 눌러 돌아오는 순환으로 이어집니다. 이렇게 근육의 결을 따라 움직이는 방향성이 자연스럽게 호흡의 깊이와 리듬을 만들어 냅니다.

호흡은 움직임과 분리해 신경 쓸 필요가 없습니다. 몸을 움직이기 전에 움직임의 기둥을 활성화하면, 호흡도 따라 순환하게 됩니다. 몸 전체를 근육의 결대로 사용하면, 우리는 자연스럽게 바로 설 수 있고, 압력을 유지하며 크고 깊은 호흡을 할 수 있는 것입니다. 이 끊임없는 순환을 통해 속근육이 강화되고, 근지구력이 자라나며, 체력과 움직임의 기초가 단단히 마련됩니다.

마름모 코어 key point

❶ 가장 깊은 호흡은 골반바닥까지 내려갔다 머리까지 올라오는 호흡이다.

❷ 마름모 코어의 움직임 순서와 호흡의 순서는 일치한다.

더 알아보기 깊고 큰 호흡으로 변화하기

온몸의 속근육을 사용하는
진정한 유연성

바른 자세도, 호흡도, 유연성도,
모두 속근육의 확장에서 시작한다

우리가 흔히 유연성이 좋다고 생각하는 동작들을 보면, 대부분 다리를 옆으로 벌리고 엎드리는 동작이 포함되어 있습니다. 다리를 앞으로 뻗고 상체를 숙이는 좌전굴, 개구리 다리 자세 같은 것도 여기에 속합니다. 이 동작들의 공통점은 무엇이기에, 우리는 이 자세들을 보고 '유연하다'고 말하는 걸까요?

바로 엉덩관절의 '가쪽돌림', 다시 말해 고관절의 외회전입니다. 많은 사람들이 비슷한 동작을 따라 하고 있지만 완성도에서 차이가 나는 이유는, 바로 가쪽돌림을 만들어 주는 속근육을 얼마나 제대로 사용하는가 하는 점이 다르기 때문입니다.

사실 바른 자세나 깊고 큰 호흡과 마찬가지로, '좋은 유연성'도 속근육의 앞뒤 확장에서 시작됩니다. 이 확장이 없이 겉근육만 억지로 늘이려고 하면, 근육 파열이나 부상을 입기 쉽습니다. 엉덩뼈에서 작은돌기를 당기고, 폐쇄구멍에서 큰돌기를 당기며, 골반의 앞뒤 확장이 이루어져야 합니다. 여기에 몸통 아래, 즉 가로막 부분의 앞뒤 확장까지 연결되어야 비로소 진정한 유연성이 나오기 시작됩니다. 바로 속근육인 1단계 근육의 앞뒤 확장입니다.

골반과 몸통 사이가 앞뒤로 좁고, 위아래의 길이마저 짧다면, 유연성이 좋을 리가 없습니다. 특히 뻣뻣함을 느낄 때는 속근육 1단계의 앞뒤 확장조차 진행되지 않은 경우가 많습니다. 이럴 땐 골반만이 아니라 몸통까지도 앞뒤, 아래위, 그리고 사선 방향까지 충분히 확장되어야 합니다.

엉덩관절의 유연성

개구리 다리 자세 역시 마찬가지입니다. 깊은 골반 속부터 서로 반대 방향으로 수축하며, 양쪽 엉덩관절을 당겨야 합니다. 이때 골반의 안팎에서 엉덩허리근과 큰볼기근이 모음근과 서로 반대 방향으로 잡아당기며, 다리에서 발까지 수축하는 힘이 작동해야 합니다.

이렇게 보면 유연성도 결국 마름모 코어 스트레칭에서 살펴본 움직임 순서인 뒤-아래 방향, 그리고 앞을 향하는 방향, 뒤-위 방향을 모두 필요로 합니다. 등이 굽어진 상태에서는 절대 유연성을 발휘할 수 없습니다.

예를 들어, 다리 펴고 앉아 앞으로 숙이는 좌전굴 자세를 생각해 봅시다. 많은 사람들이 이 동작을 '상체를 접고 팔을 뻗어내는' 식으로 이해하고 자세를 취합니다. 그래서 등이 굽은 채로 억지로 엎드리려 하기도 합니다. 하지만 이렇게 엎드렸을 때 성공하기 힘든 이유는 골반이 여전히 뒤로 말린 상태, 즉 후방경사를 유지하고 있기 때문입니다. 이런 상태에서 상체를 억지로 접으면 무리한 움직임이 될 뿐입니다. (245쪽 참조)

잊지 말아야 할 중요한 포인트는 무엇일까요? 상체를 숙이는 동안 앞세로인대와 엉덩뼈를 뒤로 보내면서, 그 반작용으로 폐쇄구멍이 바닥 쪽으로 향해야 한다는 것입니다. 이때 엉덩뼈에서 작은돌기를 당기고, 폐쇄구멍에서 큰돌기를 당기며 골반이 부드럽게 엎어져야 합니다.

또한 배의 길이가 짧아지지 않도록 몸통의 앞뒤 확장을 유지해야 합니다. 비록 엎드리는 자세지만, 실제로는 뒤–아래로 누르는 힘을 만들어 그 반대로 상승하는 힘을 만들어야 합니다. 이 힘은 골반과 등 뒤에서 엉덩관절과 겨드랑이를 당깁니다. 그리고 디근존과 앞쪽 갈비뼈를 앞으로 밀어내며 엉덩관절과 겨드랑이를 앞쪽으로 당깁니다. 이렇게 앞뒤로 향하는 힘이 앞뒤로 길어지면 질수록 유연성은 좋아집니다. 그리고 엉덩관절을 당기는 엉덩근과 바깥폐쇄근이 골반 속에서 서로 멀어지면 멀어질수록 배와 몸통이 바닥을 향해 내려가게 됩니다. 그리고 골반에서 당기는 넙다리 근육과 그 반대쪽으로 뻗어 나가는 아랫다리의 힘 역시 길어야 합니다.

결국, 속근육을 반대 방향으로 멀어지게끔 써 본 경험이 많으면 많을수록 동작의 유연성은 자연스럽고 수월해집니다. 반대로, 속근육을 제대로 써 본 적이 없거나, 충분히 멀어지도록 확장한 경험이 적다면, 유연성을 획득하기는 어렵습니다.

진정한 유연성은 속근육의 앞뒤 확장에서 출발합니다. 그리고 이 앞뒤 확장의 '길이'는 무한합니다. 내가 내 몸에 정해 놓은 길이와 시간만큼, 움직임은 거기에 맞춰 드러날 뿐입니다.

진짜 유연성을 가진 사람은 전신을 통해 속근육과 겉근육이 확장의 길이나 시간을 충분히 운영합니다. 어느 정도 확장한 채 멈춘다면, 그 멈춤 또한 '견디는 힘'이 됩니다. 샘물이 솟아나듯, 뒤-아래로 누르는 힘을 유지하고, 거기서 생겨나는 전방 추진력을 따라 몸통이 위로 끌어올려지는 흐름을 계속 순환시켜야 합니다. 그렇게 내 몸에서 생성된 힘이 발산되면, 그건 결국 어떤 얽매임도 없는, 자유로운 움직임이 됩니다.

마름모 코어 key point

❶ 진정한 유연성의 시작은 속근육부터 앞뒤 확장으로 엉덩관절을 당기는 힘에서 시작한다.

❷ 유연성은 가장 길게 앞뒤로 확장하며 전신을 선으로 연결할 때 극대화된다.

더 알아보기 속근육부터 시작되는 진정한 유연성

PART 4

마름모 코어 스트레칭으로
움직임 만들기

심화

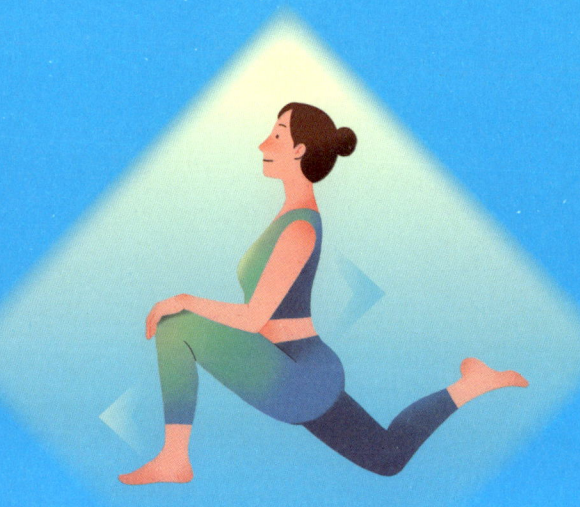

" 내 근육에 명령을 내려
움직임을 수정하고 회복하는 것은
오직 나만이 할 수 있는 영역이다."

바로 서기

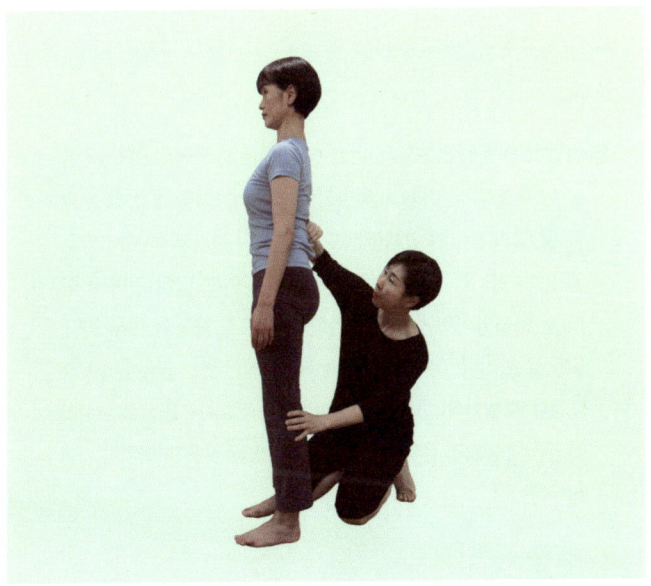

　체형 교정이 필요한 사람이나 통증을 줄이기 위해 움직임 수정이 필요한 초보자들은 지면에 맞닿아 있는 발부터 정렬을 시작합니다. 땅과 닿아 있기에 발의 위치나 압력을 조절해 기준으로 삼기 쉽기 때문입니다.

다리와 발의 배열 맞추기

❶ 넙다리뼈 하단의 위치를 확인합니다. 넙다리뼈 하단부터 뒤로, 당겨 종아리는 뒤로 정강이는 앞으로 향하게 합니다. 이렇게 종아리는 뒤로 향하고 정강이는 앞으로 향해야 다리에서 발과 연결된 근육들이 제대로 수축할 수 있습니다.

tip. 각 복사뼈까지 앞뒤로 멀리 향하는 피라미드의 힘을 가져야 합니다. 이 부분이 완성되면 아킬레스힘줄이 수직으로 서 있는지 확인해봅니다.

❷ 바깥쪽 아킬레스힘줄을 뒤로 당기면서 발바닥을 연결해 뒤로 당겨 봅니다. 이때 새끼발가락부터 네 번째, 세 번째 순으로 당깁니다. 다리 앞쪽에서도 종아리의 복사뼈 쪽에서 발등을 당겨 봅니다. 특히 엄지발가락이 지면에 닿아 있어야 합니다. 엄지발가락과 새끼발가락 그리고 발꿈치가 모두 땅에 닿도록 합니다. (주의. 발가락에 무게중심이 있는 경우 발꿈치로 이동할 때 발가락이 들릴 수 있으나 발등과 발바닥을 발톱 부분까지 동시에 당기면 발가락이 쭉 펴지고 자연스러운 발 아치가 형성됩니다.)

골반 중립 만들기

❸ 넙다리뼈 하단에서 시작한 다리와 발이 정렬이 되면 궁둥뼈결절은 바닥을 향합니다. (주의. 궁둥뼈결절과 정강이의 복사뼈는 같은 수직선에 위치합니다.)

❹ 궁둥뼈결절이 바닥을 향하는 것을 유지하고 몸속에서 꼬리

마름모 코어 스트레칭

뼈와 엉치뼈 그리고 허리뼈를 뒤로 밀어냅니다. 골반 속에서 엉덩뼈까지 뒤로 밀어 엉덩근은 작은돌기를 당겨 수축합니다.

tip. 전방경사나 후방경사 모두 꼬리뼈와 엉치뼈 그리고 엉덩뼈를 몸속에서 뒤로 밀어냅니다.

❺ 폐쇄구멍을 몸속에서 앞을 향하도록 밀어내며 큰돌기를 당깁니다.

tip. 골반 속에서 앞뒤 확장을 먼저 생각하며 골반 중립을 만든 후, 골반 겉에서 넙다리뼈와 연결된 더 큰 개념의 앞뒤 확장을 합니다.

골반 앞뒤에서 넙다리뼈를 팽팽하게 당겨 기둥 세우기

❻ 큰볼기근으로 엉치뼈에서 수축을 시작해 엉덩관절의 큰돌기를 뒤로 당깁니다.

❼ 폐쇄구멍과 가지, 두덩뼈에서 넙다리 몸통을 뒤쪽에서 앞으로 끄집어내 모음근을 수축합니다. 넙다리뼈머리부터 몸통의 가쪽돌림은 이미 확장하고 있는 아랫다리의 방향과 일치하며 수직선에 강하게 서 있게 됩니다.

tip. 고유수용감각을 통해 이 힘의 좌우를 균형 있게 조율합니다.

몸통 정렬하기

❽ 몸속에서 척추를 뒤로 밀어냅니다. 골반의 앞뒤 확장한 공간 위 몸통 또한 앞뒤 확장으로 연결됩니다. 허리뼈 몸통이 중

력선에 위치하며 12번과 11번의 갈비뼈가 뒤로 향하고 10번의 갈비뼈는 앞으로 향합니다.

❾ 12개의 갈비뼈가 몸속에서 앞뒤로 멀어집니다. (주의. 여전히 궁둥뼈결절은 바닥을 향하고 있어야 합니다.)

❿ 궁둥뼈결절이 계속 바닥을 누르고 있을 때, 가장 튀어나온 등뼈와 엉치뼈의 가시돌기는 바닥을 향합니다. 이때 가슴우리 맨 아래 붙어 있는 원형의 가로막도 함께 끌고 내려옵니다. 아래에서 시작해 위에 착지한 근육들을 끌고 내려오는 데에는 척추를 세워 주는 근육들(아래뒤톱니근, 넓은등근)이 사용됩니다. 이렇게 끌고 내려오는 근육들과 더불어 뭇갈래근이 상승합니다. 이로 인해 갈비뼈는 내려가고 올라가며 앞으로 향하는 본연의 모습을 갖게 됩니다.

tip. 어깨가 올라간 경우 갈비뼈의 높이가 수평인지 체크해 보세요.

⓫ 양쪽 겨드랑이까지 앞과 뒤가 서로 멀어져야 제일 위 흉추 1번의 갈비뼈가 앞뒤 확장을 하며 원형을 유지할 수 있습니다.

tip. 흉추 1번은 목걸이를 했을 때, 닿는 부분입니다.

목 정렬하기

⓬ 맨 위 흉추 1번의 갈비뼈가 앞뒤로 확장하면 몸속에서 목뼈를 뒤로 밀어낼 수 있습니다. 앞쪽 빗장뼈와 복장뼈에서 귀를 당기는 힘과 뒤로 향한 척추의 가시돌기에서 귀를 당기는 힘이 균형을 이루면 귀 부분이 중력선에 위치합니다.

     마름모 코어 스트레칭

❸ 이 위치에서 궁둥뼈결절과 정수리는 서로 반대로 향하며 중력선에 있게 됩니다.

척추 펴 뒤로 넘기기

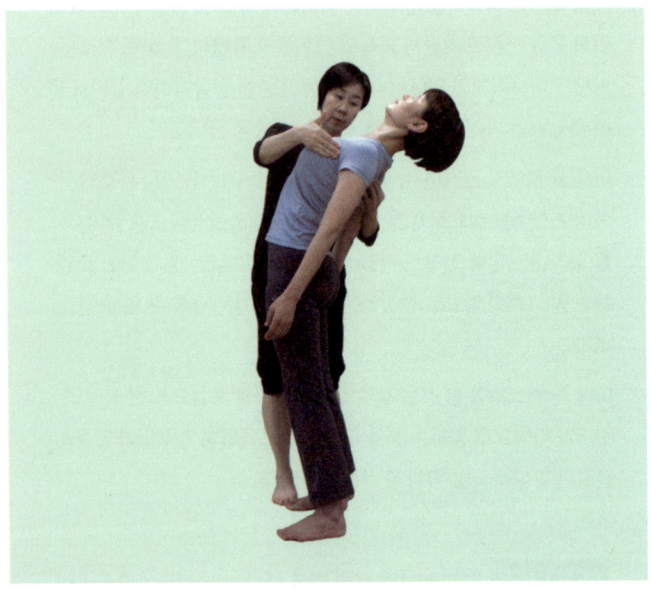

척추를 펴 상체와 목을 함께 뒤로 넘기는 동작을 할 때는 온몸이 단단하게 지면에 박혀 있어야 합니다. 눈으로 보기엔 머리가 뒤-아래로 내려온 것 같지만 온전히 척추가 길어져 머리를 받치고 있어야 합니다. 또한 바닥을 향하는 힘과 앞뒤 확장

의 에너지가 길어야 가능한 동작입니다. 아름드리나무처럼 크고 단단한 나무의 뿌리는 땅 아래에서 사방으로 뻗어 있습니다. 그래서 바로 서 있던 척추가 뒤로 넘어가기 위해선 그만큼 땅에 결속된 힘이 좋아야 합니다.

1번 바로 서기에서 발부터 시작해 골반 몸통의 정렬을 익혔다면, 이제는 위에서 아래로 지면을 누르는 힘을 먼저 사용합니다. 동시에 지면에서 올라오는 반발력과 함께 앞뒤 확장으로 척추를 펴 뒤로 넘어가 봅니다.

바로 선 준비 자세 만들기

❶ 다리와 발의 정렬로부터 궁둥뼈결절이 바닥을 누르고 중립된 골반 위 몸통과 머리를 정렬합니다.

단단하게 뿌리 박기

❷ 가장 튀어나온 등뼈의 가시돌기부터 아래를 향하며 가로막이 호흡할 때 하강하는 것처럼 의도를 갖고 아래로 하강합니다. 원형의 몸통 맨 아래 공간 전부가 궁둥뼈결절과 함께 아래로 하강하는 힘을 가집니다. 이 힘이 정강이의 복사뼈까지 다다른다고 생각하면 나무의 큰 뿌리처럼 중력선을 통과해 단단하게 지면에 박힙니다.

tip. 등뼈의 가시돌기로부터 가로막의 하강은 골반과 몸통을 연결해 끌고 내려오는 근육들과 좌우 여섯 개의 꼭짓점이 함께 하강합니다.

지면에서 올라오는 힘으로 상승하기

❸ 엉덩뼈 밖에서는 볼기근이 엉덩관절을 단단히 잡고 엉덩정 강띠와 함께 종아리뼈를 뒤로 당깁니다.

❹ 지면을 밀어내는 힘의 반발력은 골반과 몸통에서 앞뒤로 확 장하는 힘과 연결됩니다.

❺ 골반 앞에서는 모음근을 끄집어내 길게 앞으로 향합니다.

tip. 넙다리뼈 뒤쪽을 끄집어내 앞으로 당기는 힘은 정강뼈를 앞으로 종아리뼈를 뒤로 향하는 힘과 다시 연결됩니다.

❻ 엉덩뼈 안쪽에서는 엉덩허리근이 뭇갈래근과 함께 상승합 니다.

허리 공간 확보하며 뒤로 넘어가기

❼ 가로막이 바닥을 향하는 힘을 계속 가지고 있으면 허리 공간 이 확보됩니다. (주의. 가로막이 바닥을 누르지 못하고 앞으로 밀 리면 뿌리가 약해지고 허리에 집힘 현상이 발생할 수 있습니다.)

❽ 뒤로 넘어가기 위해선 앞으로 확장하는 힘을 먼저 사용합 니다.

tip. 가로막이 아래로 향한 상태에서 갈비뼈는 수평 앞으로 멀리 나갑 니다.

❾ 앞으로 향하는 ❽번 힘과 더불어 뒤쪽 갈비뼈는 척추와 함께 뒤로 멀리 나갑니다.

❿ 갈비뼈는 가로막과 함께 아래, 그리고 앞과 뒤를 향하며 위

팔의 두갈래근고랑까지 당깁니다.

tip. 몸통에서는 두갈래근고랑을 당기고, 골반에서는 엉덩관절을 앞뒤로 당겨, 위부터 아래로 지면을 향해 밀어내 지면과의 결속력을 강화해 안정성을 유지합니다.

목 넘기기

⓫ 몸통의 앞뒤 확장으로 맨 위 1번의 갈비뼈가 앞뒤로 확장되면 목뼈도 7번부터 1번까지 몸속에서 뒤로 밀어낼 수 있습니다. (주의. 가로막과 궁둥뼈결절이 여전히 뿌리로 박혀 있어야 목뼈를 뒤로 밀어내기 수월합니다, 정수리부터 뒤로 넘겨 내려오지 않도록 합니다.)

⓬ 지면에 단단히 박혀 있는 가로막, 궁둥뼈결절의 힘과는 반대로 향하는 정수리의 힘을 느껴 봅니다.

마름모 코어 key point

뒤로 넘어가는 동작은 수직과 수평의 힘이 더 많이 요구됩니다. 수직과 수평의 길이를 더 확장하면 할수록 안정성과 유연성을 가질 수 있습니다.

더 알아보기 다리 펴고 앉아서 뒤로 누웠다 올라오기

런지 자세

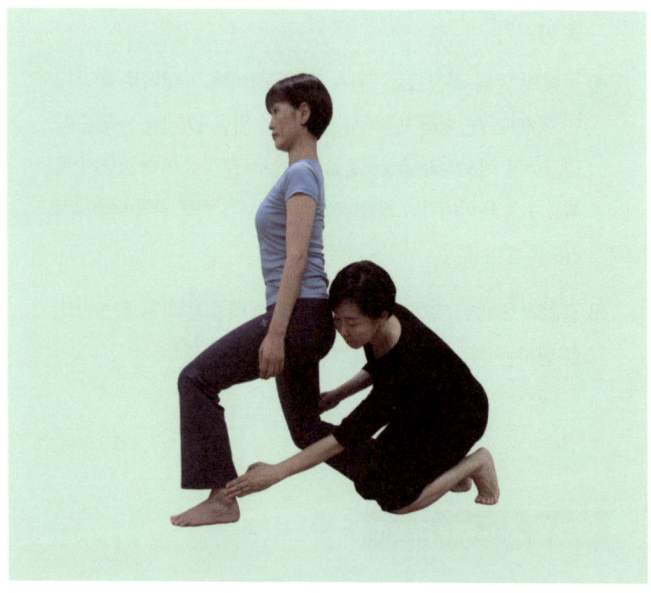

런지 자세는 낮아졌다 높아지는 위아래의 움직임으로 보이지만, 앞뒤 확장의 가로의 움직임을 통해 만듭니다. 볼기근이나 넙다리 근육만 자극하지 않고 전신의 앞뒤 확장을 통한 수직 운동으로 지면반발력을 통한 전신 운동을 목표로 합니다.

한 다리는 앞에 있고 다른 다리는 뒤에 있는 자세에서 무릎이 구부러지는 낮은 자세를 취하고 다시 올라옵니다. 무릎이 구부러지는 이 동작은 엉덩관절 굽힘을 통해 무릎관절 굽힘이 이루어집니다. 구부러진 앞다리와 뒷다리 모두 90도의 각도를 가질 수 있도록 발의 너비를 조절하고 준비합니다.

런지 준비 자세

❶ 정렬된 앞에 있는 다리와 뒤에 있는 다리는 발가락이 정면을 봅니다. 뒤에 있는 다리의 발꿈치를 들고 준비합니다.

❷ 정렬된 다리로부터 궁둥뼈결절이 바닥을 향하게 합니다. 앞세로인대와 엉덩뼈를 몸속에서 뒤로 밀어내고 모음근을 끄집어내 골반과 몸통의 앞뒤 확장을 합니다

엉덩관절 굽히며 낮아지기

❸ 머리부터 앞뒤의 움직임을 조절하며 수직으로 낮아집니다. 몸속에서 목에서부터 꼬리뼈까지 뒤로 밀어내, 앞으로 향하는 힘보다 수평으로 뒤로 향하는 힘을 우세하게 합니다.

tip. 이는 무릎부터 구부러지지 않도록 도와줍니다.

❹ 겨드랑이와 엉덩관절을 앞뒤에서 당겨 중력선에 위치하도록 하며, 등뼈의 가로돌기의 하강과 더불어 가로막과 궁둥뼈결절이 함께 지면을 밀어내며 낮아집니다. (주의. 모든 넙다리 근육은 골반에서 당기고 있음을 기억하세요.)

❺ 수평과 수직 에너지의 결합으로 엉덩관절을 굽히고 앞다리의 발꿈치와 뒷다리의 5개 발가락이 모두 지면을 밀어냅니다.

지면을 밀어내며 올라오기

❻ 중력선에 위치하는 겨드랑이, 엉덩관절, 가로막과 궁둥뼈결절이 더욱 강하게 발꿈치와 발가락을 밀어내며 뒤로 향하는 힘보다 앞으로 향하는 힘을 우세하게 작용하도록 합니다.

❼ 모음근을 끄집어내어 무릎을 펴도록 도와주며 골반부터 몸통까지 다시 앞뒤로 확장해 중립선에 위치합니다. 동작이 끝났을 때도 여전히 지면을 밀어내며 안정성을 유지합니다.

마름모 코어 key point

런지 동작을 하면서 넙다리나 다리가 흔들리는 경우는 앞뒤 확장이 갖는 팽팽한 힘이 없기 때문입니다. 즉 코어가 먼저 활성화되지 않았기 때문입니다.

대부분 런지 자세에서 무릎을 먼저 구부리는 순서로 진행을 하면 무게중심이 앞쪽으로 쏠리게 됩니다. 몸속 압력이 가득 차 중력선에 위치한 꼭짓점을 앞뒤로 팽팽히 당길 때 런지 자세는 무릎이 아닌 엉덩관절을 굽히는 움직임이 될 수 있습니다.

보이는 것은 세로의 움직임이지만 움직임의 모든 영역에서는 중력선에 위치하게 하는 앞뒤 확장의 가로가 먼저입니다. 그래야 내려갔다 올라오는 모든 순간에도 중력선에 위치해 흔들림 없는 견고함을 갖게 됩니다.

더 알아보기 걷기에 도움이 되는 런지 자세

PRACTICE 4

쪼그려 앉기와 그대로 올라오기

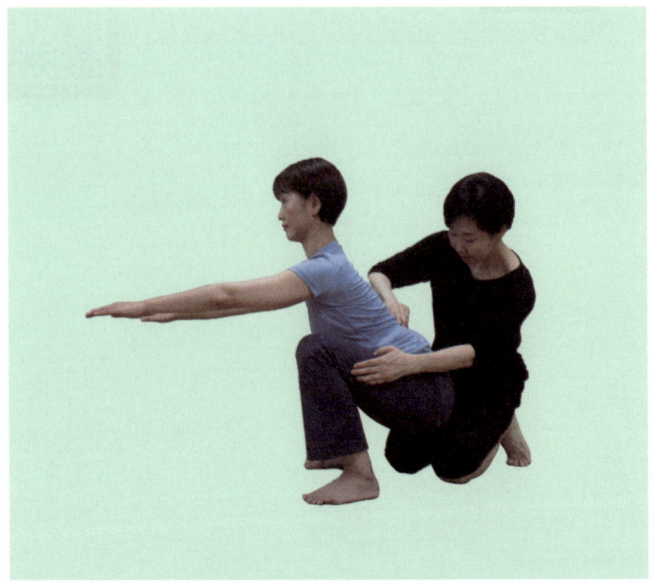

    쪼그려 앉는 자세에서, 많은 경우 무릎과 발 앞쪽에 무게중심을 두기 쉽습니다. 엉덩관절을 굽히지 않고 무릎을 굽히며 앉는 동작으로 때로는 발꿈치가 닿지 않기도 합니다. 쪼그려 앉기가 겨우 되어도 배의 단축된 길이로 꼬리뼈가 말려 들어

마름모 코어 스트레칭

가고 등이 동그랗게 구부러진 경우도 있습니다.

쪼그려 앉아도 몸통과 골반의 앞뒤 확장이 유지되고 배의 길이와 척추의 길이를 유지해야 합니다. 무릎관절 굽힘이 아닌 엉덩관절 굽힘이 주된 에너지가 되게 하는 것이 중요합니다.

서서 몸 앞으로 굽히며 준비하기

❶ 넙다리뼈 아래부터 앞뒤로 향하는 다리로 정렬합니다. 궁둥뼈결절이 바닥을 향하는 바로 서 있는 자세에서 앞으로 몸을 굽히며 내려갑니다.

❷ 숙여 내려갈 때도 가로막은 골반을 향하고 있어야 합니다.

tip. 어떤 움직임에도 근육의 결은 바뀌지 않습니다. 숙이며 엎드릴 때도 가로막은 골반 쪽으로 향합니다.

❸ 숙여 손을 바닥을 향하게 하거나 땅에 닿게 합니다. (주의. 가로막이 골반을 향하고 손이 바닥을 향할 때 라운드숄더가 될 수 있습니다. 몸통의 아래와 뒤-앞을 향하는 방향을 유지합니다.)

❹ 골반과 몸통 속에서 앞뒤로 확장하는 길이가 길수록 유연성은 좋아집니다. (주의. 보이는 모습에 두덩뼈가 뒤로 빠져 있어도 골반 속에서 두덩뼈는 앞을 향해 밀어내고 척추는 뒤를 향해 밀어냅니다.)

체전굴 상태에서 쪼그려 앉기

❺ 두덩뼈에서 모음근을 끄집어내 앞으로 향하는 힘은 정강뼈와 발가락까지 앞을 향하게 합니다. 앞으로 향하는 양발 사이보다 몸속에서 앞세로인대를 뒤로 밀어내며 쪼그려 앉습니다.

❻ 골반의 앞뒤 확장을 유지하며 등뼈부터 하강해 가로막과 궁둥뼈결절이 바닥을 향하게 하여 엉덩관절 굽힘으로 앉습니다. (주의. 앉으면서 폐쇄구멍을 좌우 너비를 유지하며 끝까지 밀어내 앉습니다. 폐쇄구멍이 뒤로 빠지고 너비가 좁아지면 무릎이 모이고 발까지 힘이 전달되지 않습니다.)

❼ 쪼그려앉은 상태에서 몸통부터 아래로 바닥을 향하는 힘과 골반과 몸통을 거쳐 앞뒤로 향하는 힘을 길게 유지합니다. 안정성을 유지하며 팔을 앞으로 뻗습니다.

tip. 발꿈치가 들리는 경우는 뒤로 향하는 힘을 더 강하게 하고 뒤로 넘어지는 경우는 폐쇄구멍부터 앞을 향하는 힘을 더 강하게 합니다.

쪼그려 앉았다 일어나며 바로 서기

❽ 엉덩관절이 굽힘이 되어 있고 팔을 앞으로 뻗은 상태에서 수직으로 바닥을 밀어냅니다. 지면반발력으로 얻은 힘을 앞뒤 확장하는 가로의 힘으로 연결해 그대로 일어납니다. 앉았다 일어날 때는 앞으로 향하는 힘이 우세합니다.

❾ 다 일어설 때까지 폐쇄구멍에서 수평 앞으로 향하는 힘으로 넙다리뼈 뒤쪽을 끄집어내 다리와 발의 정렬을 끝까지 유지

해줍니다. (주의. 일어서면서 다리의 위치가 무너진다면 코어로
유지되는 엉덩관절의 가쪽돌림도 영향을 받을 수 있습니다.)

쪼그려 앉는 자세를 취할 때, 앞으로 밀어내는 에너지가 지나치게
커서 꼬리뼈가 말려 들어갈 수 있습니다. 또는 엉덩뼈와 두덩뼈를
동시에 뒤로 밀어내면서 앉는 경우도 있습니다. 바른 움직임을
위해서는 골반바닥이 앞뒤로 긴 마름모의 형태를 가져야 압력이
가득 차고 넙다리의 해부학 자세를 유지할 수 있습니다.

골반바닥이 옆으로 긴 마름모 형태가 되면 몸속 압력이 빠지게
됩니다. 이 부분을 해결하기 위해서는 앞뒤로 확장한 골반과
몸통으로 가로막과 궁둥뼈결절이 함께 바닥을 미는 위치에 있어야
합니다. 골반 속과 겉에서 앞뒤로 멀어지는 힘으로 엉덩관절을
당길 때 근육을 절대로 사용하며 몸속 압력이 빠져나가지 않고
유지되도록 도와줍니다. 그래야 내려갔다 올라오는 동작에
불편함과 부상이 줄어들게 됩니다.

더 알아보기 땅에 박히는 힘으로 쪼그려 앉기

다리 펴고 바르게 앉기

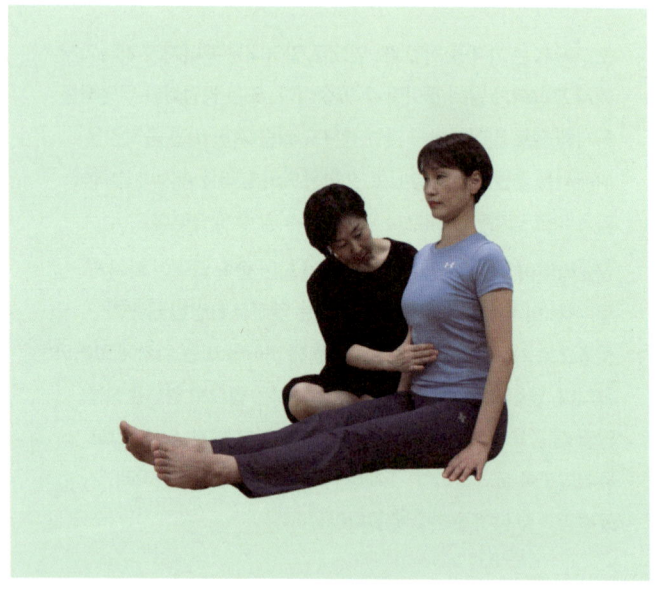

　다리를 쭉 펴고 앉을 때 몸통의 압력이 없다면, 대부분 골반은 후방경사가 되고 몸통은 무너진 상태가 됩니다. 이런 자세는 벽이나 의자에 기대어 앉을 때 몸통보다 골반이 앞에 위치할 때도 해당됩니다. 꼬리뼈와 엉치뼈로 앉게 되며 등은 굽고

배와 다리의 길이는 단축되게 됩니다.

그래서 다리를 펴고 앉을 때 골반과 몸통을 중립 자세로 유지하고 앉을 수 있어야 합니다. 중립을 위해 압력을 채우는 순서는 바닥에 닿아 있는 골반부터 시작합니다.

골반 세우며 다리 펴기

❶. 궁둥뼈결절을 인지하고 좌우 궁둥뼈결절로만 바닥을 밀어냅니다. 궁둥뼈결절은 햄스트링이 시작하는 곳입니다. 궁둥뼈결절이 바닥을 온전히 밀어내고 다리를 쭉 펴면 햄스트링이 스트레칭 됩니다. 궁둥뼈결절이 지면을 밀고 기준이 되어 골반 중립을 만들고 다리를 펴면 햄스트링뿐 아니라 넙다리 근육이 스트레칭 됩니다. (주의. 후방경사는 다리 쪽으로 궁둥뼈가 끌려가 햄스트링이 단축된 상태입니다.)

❷. 궁둥뼈결절로 바닥을 밀어내면서 꼬리뼈와 엉치뼈를 뒤로 밀어냅니다. 동시에 가지와 폐쇄구멍을 지면 가까운 곳부터 앞으로 밀어냅니다.

tip. 골반바닥에서 디근존으로 연결해 골반 맨 위까지 앞뒤 확장합니다.

❸. 넙다리 근육이 단축되었다면 무릎을 살짝 굽힌 상태에서 시작합니다. 골반의 세 방향의 확장이 익숙해지면 골반의 중립을 유지하며 다리를 펴는 연습을 합니다.

tip. 엉덩허리근과 모음근이 서로 반대로 멀어지는 힘으로 엉덩관절이 가쪽으로 회전되는지 확인해 봅니다.

몸통 세우기

❹ ❸번까지의 동작을 하면 골반과 몸통 사이의 공간이 세워지게 됩니다. 이때 꼬리뼈부터 목뼈까지 연결해 몸속에서 앞세로인대를 뒤로 밀어냅니다.

tip. 척추의 온전한 길이를 찾으면 단축된 배의 원래 길이를 찾을 수 있습니다.

❺ 몸통 맨 아래 공간부터 몸속에서 앞뒤로 수평 확장합니다.

❻ 골반 위 몸통이 바르게 정렬되면 등뼈와 엉치뼈의 가시돌기로 바닥을 밀어냅니다. 이 힘은 좌우 갈비뼈와 겨드랑이, 엉덩관절을 당겨 중력선에서 지면을 밀어내게 합니다. 가로막과 궁둥뼈절절 또한 지면을 밀어냅니다.

❼ 이 힘은 다시 척추와 머리까지 세워 주는 힘이 됩니다.

마름모 코어 key point

다리를 펴고 앉았을때 무릎과 발이 안으로 모아지면서 엉덩관절이 안쪽돌림(내회전) 되는 경우가 많습니다. 앉아 있을 때도 꼭짓점 여섯 개를 팽팽히 당기는 앞뒤 중앙의 힘은 필수입니다. 온몸의 압력이 채워져야 '니은'의 자세로 앉을 수 있습니다. 허리를 펴거나 가슴을 세우는 일이 시작점이 되어서는 안 됩니다. 이는 잘 앉았을 때 관찰되는 결과물입니다.

코어의 지속적인 압력 유지의 힘이 엉덩관절의 안쪽돌림을 예방할

마름모 코어 스트레칭

수 있습니다. 궁둥뼈결절을 누르고 뒤로 멀어지는 꼬리뼈로부터 앞으로 향하는 폐쇄구멍은 가쪽돌림을 유지하는 필수 요소입니다. 골반바닥부터 채워진 앞뒤 확장의 힘부터 몸 전체의 앞뒤 확장이 이루어지고 수직과 수평이 계속 순환하며 이 동작을 유지할 수 있어야 합니다. 끌고 내려오는 힘에서 올라가는 힘을 느끼는 힘을 앉아 있을 때도 운영하고 유지합니다.

더 알아보기 바르게 앉기 심화

다리 펴고 앉아 앞으로 숙이기

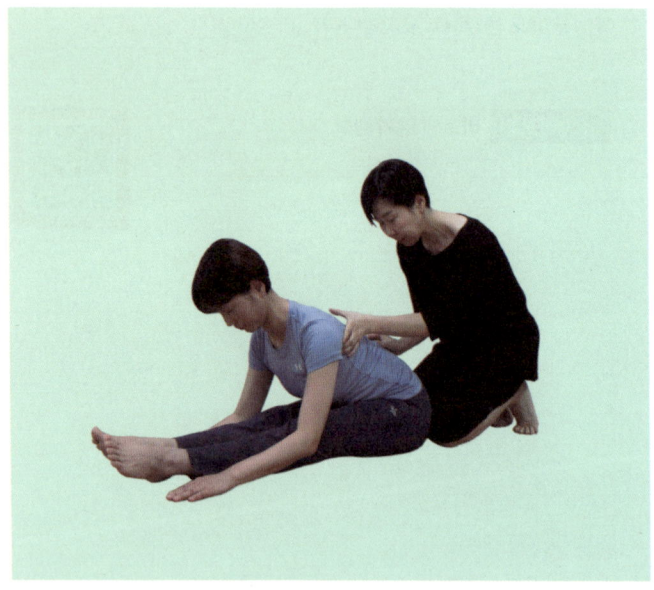

　다리 펴고 앉아 앞으로 숙이기는 유연성의 척도를 나타냅니다. 그만큼 이 동작은 각 방향으로 향하는 힘이 극대화되어야 완성도가 높아집니다. 속근육에서 앞뒤와 아래위로 향하는 거리가 멀면 멀수록 유연성이 좋아집니다. 사방으로 서로 멀어

져 엉덩관절을 당기는 힘이 크면 클수록 이 동작은 최대치를 유지할 수 있습니다.

대부분 이 동작은 상체를 숙이는 이미지로 생각합니다. 결과적으로 상체가 숙어지지만, 이때 골반과 몸통이 연결되어 있어야 하고 배의 길이와 척추의 길이가 온전히 유지되어야 합니다. 만약 골반의 앞뒤 확장의 폭이 작다면 무릎이 구부러질 수도 있습니다. 상체가 내려가는 데 집중하기보다는 골반의 앞뒤 확장으로 엉덩관절을 당기는 힘을 가지고 다리는 밀어내고 척추는 펴지며 내려가는 힘에 집중해 봅시다.

내려가기 1단계

❶ 다리를 쭉 펴고 바로 앉은 자세에서 손은 골반보다 살짝 앞에 놓습니다. 몸속에서 몸 밖을 향해 꼬리뼈부터 목뼈까지 최대치로 몸 뒤로 밀어냅니다. 가로막의 원형은 골반을 향합니다.

❷ 엉덩뼈를 뒤로 길게 밀어 작은돌기를 당기는 데 집중합니다. 그리고 앞쪽에서는 세워졌던 폐쇄구멍이 바닥을 향해 내려가면서 폐쇄근을 수축합니다. 눈으로 보는 폐쇄구멍은 뒤로 빠져 있지만 몸속에서 폐쇄구멍을 앞쪽으로 밀어냅니다.

tip. 폐쇄구멍은 바로 앞이 아닌 저 멀리로 지면을 밀어내며 앞으로 향합니다.

❸ 뒤와 앞으로 당기는 이 힘을 계속 유지하며 디귿존의 두덩뼈

와 배꼽 사이 비어 있는 공간을 앞으로 밀어냅니다. (주의. 배
공간에 압력이 부족하면 가로막이 옆으로 확장되고 척추 중심으
로 모아졌던 근육의 결이 양옆으로 벌어질 수 있습니다).

❹ 양 겨드랑이를 앞뒤에서 당겨 어깨가 올라가지 않게 합니다.
이때까지 엉덩관절을 뒤와 앞에서 당기는 힘을 계속 유지하
며 상체를 숙입니다.

tip. 이 힘이 유지되면 골반에서 엉덩근과 뭇갈래근의 삼지창이 올라
가면서 척추를 세워 줍니다.

내려가기 2단계

❺ 골반보다 살짝 앞에 두었던 손을 발 쪽으로 가까이 둡니다.
다시 바닥으로 밀면서 골반부터 앞뒤 확장하며 상승하는 순
서를 반복하며 순환합니다.

❻ 앉아서 앞으로 숙이는 자세의 완성에서 가장 중요한 것은 폐
쇄구멍이 바닥을 향해 내려갈 때 더 멀리 앞쪽으로 두려고
하는 것입니다.

❼ 내려가는 내내 엉덩관절을 골반의 뒤와 앞에서 당깁니다.

tip. 엉덩관절이 가쪽돌림이 되면 될수록 몸통이 다리와 더 가까워질
수 있습니다.

❽ 아래와 위를 향하는 길이 또한 길어져야 합니다. 유연성은
앞과 뒤 그리고 아래와 위를 향한 확장이 좋을수록 증가합
니다.

앉아서 앞으로 숙이는 동작을 할 때 무릎은 펴져야 하고 등은 굽지 않아야 합니다. 그래야 자세의 완성도가 높아집니다. 여기에서 제일 중요한 부분은 속근육의 확장을 유지하고 척추의 가시돌기에서 근육들을 끌고 내려오는 방식입니다. 궁둥뼈결절과 가로막이 바닥을 밀어내며 엎드리고, 등뼈와 엉치뼈의 가시돌기도 골반을 거쳐 바닥 쪽으로 향하는 방향성을 갖습니다. 이 힘은 지렛대의 힘이 되어 골반에서 상체를 멀리 밀어내는 반작용의 힘으로 나타납니다. 근육이 결대로 향하는 방향성은 온몸이 확장해서 압력이 차오르는 방식이고 유연성이 유지되는 비결입니다.

좌전굴 초보라면 속근육부터 근육의 결대로 앞뒤 아래 위로 확장하는 힘이 늘어나야 유연성도 같이 좋아지기 때문에 시간을 두고 천천히 진행해야 합니다. 더구나 뻗어 나가는 다리와도 연결해 무릎이 펴지는 것도 반복을 통해 스트레칭이 되어야 합니다. 꼭짓점 여섯 개를 동시에 당기는 서로 반대로 향하는 힘이 가장 클 때 유연성의 완성도는 높아집니다.

더 알아보기 앉아서 앞으로 굽히기 심화

바르게 눕기와 깊은 호흡

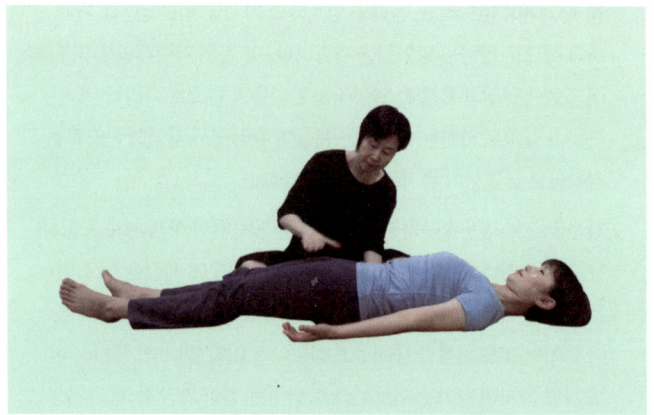

서 있을 때나 앉을 때 혹은 눕거나 엎드릴 때도 근육의 결은 바뀌지 않습니다. 그래서 바르게 누울 때 몸의 앞면은 하늘이 되고 뒷면은 땅이 될 뿐, 근육을 운영하는 방향 자체는 바뀌지 않습니다.

바닥에 바르게 눕기

❶ 바닥에 누워 몸 상태를 체크해 봅니다. 턱이 들렸는지, 어깨

와 골반에서 한쪽으로 기울어졌는지, 좌우 발의 모양이 다른지 살펴봅니다.

❷ 좌우 궁둥뼈결절을 중앙으로 모아 압축하고 발 방향을 향해 밀어냅니다. 정수리와 궁둥뼈결절을 하나의 선으로 연결해 봅니다.

tip. 선으로 연결되지 않는다면 몸통과 척추에서 회전이 있을 수 있습니다. 정수리가 궁둥뼈결절과 더 멀어지며 척추를 가운데에 둡니다.

❸ 궁둥뼈결절이 발을 향하면 척추는 바닥을 향합니다. 땅을 향해 앞세로인대를 몸속에서 밀어낼 때 엉덩뼈와 뒤쪽 갈비뼈도 함께 밀어냅니다.

❹ 하늘을 향해 폐쇄구멍, 가지, 두덩뼈를 밀어내며 모음근을 끄집어냅니다. 정강뼈와 함께 엄지발가락을 하늘을 향해 11자로 둡니다.

❺ 복장뼈를 중심에 두고 앞쪽 갈비뼈가 하늘을 향하게 합니다.

❻ 겨드랑이를 앞뒤에서 당겨 어깨가 땅에 닿게 합니다.

tip. 발 방향으로 끌고 내려가는 등뼈의 가시돌기는 어깨뼈를 안으로 모이게 하고 하강하게 합니다.

❼ 끌고 내려가는 어깨뼈 사이에서 정수리 방향으로 밀려 올라가는 힘이 느껴지면 목뼈 7번부터 1번 순으로 땅을 향해 밀어냅니다. (주의. 턱이 들렸다고 턱을 당기지 않습니다. 목뼈를 움직이면 턱이 내려옵니다.)

허리 들리지 않게 누워서 깊은 호흡하기

❽ 바로 누워 가로막과 궁둥뼈결절은 발 쪽을 향합니다.

❾ 숨을 마시면서 가로막과 궁둥뼈결절을 더욱 발 쪽으로 밀어
내고 척추는 땅으로 밀어냅니다.

❿ 모든 척추가 바닥을 밀어내면 골반바닥, 배, 가슴 순으로 호
흡이 차게 됩니다. 겨드랑이까지 땅과 하늘 쪽으로 멀어지
면, 그 에너지가 정수리로 연결되며 깊고 큰 숨을 채우게 됩
니다.

⓫ 긴 세로의 공간에 숨을 가득 채우고 내쉴 때는 폐부터 윗배,
아랫배, 골반바닥 순으로 숨을 빼면 앞뒤 사이가 납작해집
니다.

tip. 세로의 구조적인 길이는 유지하고 가로의 형태만 납작해집니다.

마름모 코어 key point

누웠을 때 한쪽으로 기울어지는 느낌을 받는다면 척추와 좌우 갈비
뼈 그리고 골반의 균형이 깨진 것입니다. 이런 경우에는 올라간 쪽
을 내리려고 노력하는 것보다는, 마름모 코어의 움직임 순서를 통
해 좌우 균형을 맞춥니다. 세로와 가로(아래위와 앞뒤)의 순환하는
과정을 통해 균형을 조율합니다.

마름모 코어의 압력을 채우며 움직이는 순서는 바른 정렬, 유연성,

마름모 코어 스트레칭

그리고 깊은 호흡 및 순환과도 연결됩니다.

더 알아보기 코골이 완화, 깊은 수면 자세

PRACTICE 8

누워서 개구리 다리 만들기

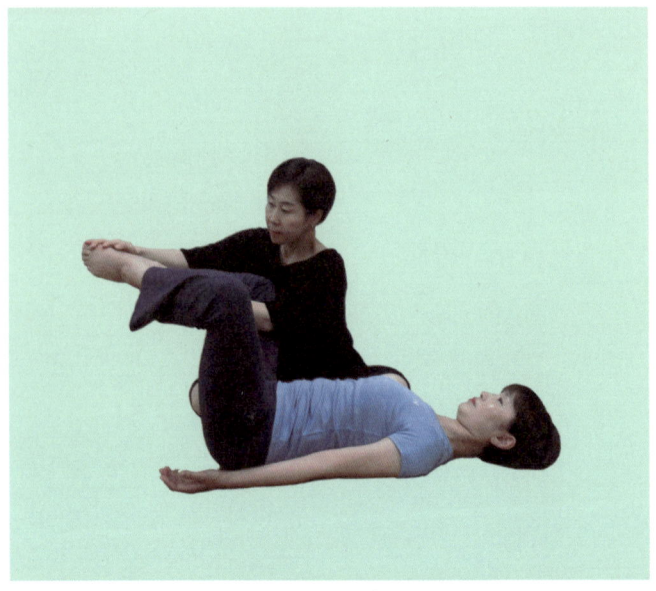

개구리 다리는 신생아에게서 찾아볼 수 있는 특징 중 하나입니다. 온전히 폐쇄구멍이 하늘을 향하고 디근존이 넓은 열린 골반이 될 때 개구리 다리의 효과는 커집니다. 개구리 다리는 모음근이 활성화되는 동작으로 엉덩관절의 큰돌기와 넙다리

마름모 코어 스트레칭

뼈 몸통이 최대치로 가쪽돌림이 되어야 합니다. 그러므로 궁둥뼈결절이 발을 향하고 엉덩뼈는 땅으로 두덩뼈는 하늘을 향하는 골반의 세 방향이 잘 유지되어야 합니다.

개구리 다리 동작을 만들 때 허리가 지면에 닿아야 합니다. 허리가 뜨게 되면 폐쇄구멍이 내려가 골반이 전방경사가 되고 척추의 굽이는 짧아지며 배의 길이는 길어지게 됩니다. 안정성이 무너지고 허리에 부담이 올 수 있습니다. 개구리 다리는 무릎을 접는 동작이 아닌 코어에서 넙다리를 앞뒤로 당기고 정강이를 열어 줄 때 완성도 있는 동작이 나옵니다.

바르게 누워서 엉덩관절 가쪽돌림 하기

❶ 궁둥뼈결절과 정수리를 하나로 연결하고 몸속에서 앞세로인대를 밀어내며 바르게 눕습니다. 엉덩뼈와 뒤쪽 갈비뼈를 몸속에서 밀어 바닥에 밀착합니다.

❷ 엉덩허리근으로 작은돌기를 당기고 폐쇄근으로 큰돌기를 당기며 모음근을 당겨 개구리 다리를 만듭니다.

❸ 정강뼈는 밖을 향하고 종아리뼈는 중앙을 향해 들어옵니다. 이는 양쪽 장딴지근과 아킬레스힘줄을 몸 중앙으로 들어오게 하는 힘과 연결됩니다.

❹ 골반과 몸통의 확장으로 엉덩관절의 가쪽돌림을 유지합니다. 큰볼기근의 수축 또한 가쪽돌림과 연결됩니다.

넙다리와 다리 들기

❺ 다리를 올릴 때는 몸의 뒤쪽에서 끌고 내려오는 힘이 지렛대로 먼저 사용됩니다. 등뼈와 엉치뼈의 가시돌기가 발을 향하면서 여전히 가로막과 궁둥뼈결절 또한 발을 향합니다.

tip. 넓은등근과 볼기근의 힘이 넙다리와 연결되어 엉덩관절 굽힘이 일어납니다.

❻ 이 힘을 유지하면서 뒤로는 엉덩허리근으로 앞으로는 모음근이 넙다리뼈 뒤쪽을 끄집어내며 들어 올립니다.

tip. 이 힘은 코어의 힘으로 단단하지만 멈춰져 있지 않고 확장하는 에너지를 가져야 합니다.

❼ 몸통에서 발 쪽으로 끌고 내려가는 힘과 앞뒤 확장의 힘은 머리로 상승하는 힘으로 연결됩니다.

넙다리와 다리 내리기

❽ 내려올 때에도 코어의 압력이 유지됩니다. 위로 올라간 에너지를 유지하며 다시 갈비뼈를 끌고 궁둥뼈결절이 발 쪽을 향하며 다리를 내립니다.

tip. 이 모든 과정에 앞뒤와 아래위의 확장으로 허리가 바닥에 닿게 됩니다.

마름모 코어 key point

넙다리와 다리를 드는 원동력은 코어에 있습니다. 코어는 몸통과 골반을 연결하는 통로입니다. 끌고 내려오는 힘이 있어야 하고 끌고 올라가는 힘이 있어야 하며, 앞과 뒤를 사선으로 연결하며 동작과 연결됩니다. 그래야 몸은 견고하게 안정성을 유지하고 다리의 움직임에 영향을 받지 않습니다. 더불어 좌우를 균형 있게 조율하는 힘이 있어야 합니다.

더 알아보기 개구리 다리 총 정리

PRACTICE 9

브릿지 자세

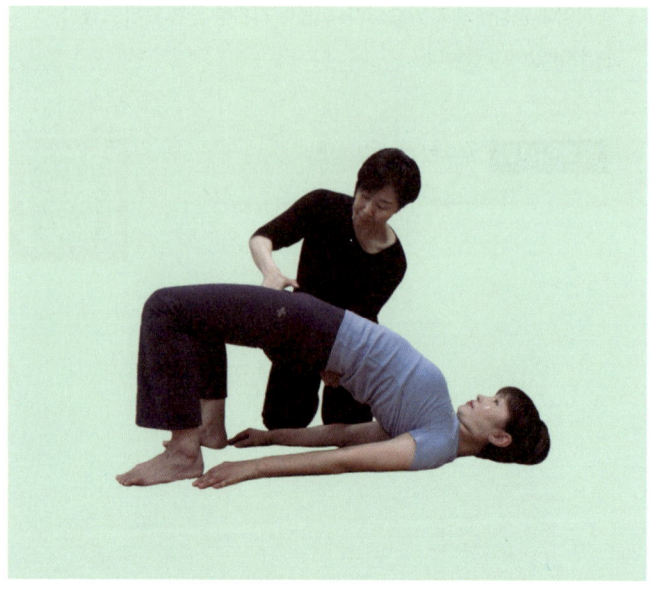

이 운동은 무릎을 세우고 누운 상태에서 상체와 골반을 바닥에서 들어올립니다. 운영하는 방법에 따라 낮은 교각이나 높은 교각이 될 수 있습니다. 큰볼기근과 모음근을 사용하는 데 초점을 맞추면 낮은 교각이 됩니다. 그러나 마름모 코어 스트

　　　　　　　　　　　　　마름모 코어 스트레칭

레칭에서는 전신의 앞뒤 확장을 적용합니다. 몸 전체를 사용해 갈비뼈부터 끌고 내려오고 골반에서 끌고 올라가는 힘으로 높은 교각을 만듭니다. 앞뒤에서 여섯 개의 꼭짓점을 모두 당길 때 가장 높은 교각이 될 수 있습니다.

무릎을 세우고 누워 지면을 밀어내기

❶ 누운 상태에서 무릎을 세웁니다. 팔은 몸 옆에 손바닥이 바닥을 향하게 가지런히 둡니다. 발을 평행으로 놓고 넙다리뼈 하단부터 회전해 정강뼈와 종아리뼈를 반대로 향하게 하며 발 전체로 지면을 밀어냅니다.

❷ 그 힘으로 궁둥뼈결절이 발 쪽으로 향합니다.

❸ 앞세로인대와 엉덩뼈와 갈비뼈를 뒤로 밀어냅니다.

❹ 등뼈의 가시돌기와 엉치뼈의 가시돌기 그리고 가로막과 궁둥뼈결절을 발 쪽으로 밀어냅니다.

tip. 이 힘은 넙다리 및 아랫다리와 연결되어 발이 강하게 지면을 밀어내게 합니다.

❺ 폐쇄구멍, 가지, 두덩결합에서 모음근들을 끄집어내며 하늘을 향해 밀어냅니다. 폐쇄구멍부터 디근존까지의 너비가 넓은 열린 골반을 유지해 엉덩관절의 안정성을 돕습니다.

❻ 아래로 향하는 가로막을 유지하며 앞쪽으로 앞톱니근, 큰가슴근을 밀어냅니다. 앞쪽 겨드랑이를 충분히 당기고 뒤쪽은 어깨뼈가 뒤당김과 하강을 하며 뒤쪽 겨드랑이를 당깁니다.

❼ 아래와 앞을 향하는 갈비뼈의 작용으로 위로 올라가는 갈비뼈와 목뼈가 길어집니다. 꼭짓점 여섯 개를 앞뒤로 당기는 몸 전체의 근육들을 사용해 높은 교각을 만들어 냅니다.

tip. 확장이 커지면 이 동작에서 호흡하는 데 불편함이 없습니다.

높은 교각 상태에서 발꿈치 들기

❽ 위 자세에서 골반의 확장으로 넙다리를 거쳐 정강이와 종아리의 앞뒤 확장을 통해 발꿈치를 듭니다. 다리의 앞뒤 확장은 장딴지근을 충분히 사용할 수 있는 조건이 됩니다.

❾ 넙다리뼈 아래부터 종아리를 뒤로 당겨 아킬레스힘줄이 수직이 되도록 뒤를 향해 당기며 동시에 새끼발가락 쪽부터 순차적으로 발바닥을 당깁니다. 아킬레스힘줄을 통해 발바닥과 발등을 당기면 발꿈치가 들립니다. (주의. 아킬레스힘줄을 통과하지 않고 발꿈치를 들게 되면 다리와 발의 각도가 어긋날 수 있습니다.)

❿ 교각이 내려올 때도 서로 반대로 향하는 에너지의 방향을 유지하며 목뼈부터 바닥에 닿으며 천천히 내려옵니다.

한 다리 들고 교각 운동 반복하기

⓫ 교각 운동 시작 전 다리를 모으고 무릎을 세운 상태에서 한 다리는 하늘을 향해 뻗습니다.

⓬ 바닥에 있는 다리로 지면을 밀어내며 골반과 몸통을 들어 올

립니다.

tip. 한 다리는 바닥에 다른 한 다리는 들려 있어도 가고자 하는 방향으로 멀리가며 유지하는 힘이 크면 몸통과 골반이 흔들리지 않습니다.

❸ 내려올 때도 동일하게 목뼈부터 꼬리뼈까지 바닥에 닿으며 천천히 내려옵니다.

tip. 이 동작을 실행하는 과정 모두 확장된 에너지로 안정성과 균형을 갖고 있어야 합니다. 반대 다리도 같은 횟수를 반복합니다.

마름모 코어 key point

항문이나 엉덩이에 힘을 주게 되면, 몸속에서 앞세로인대나 엉덩뼈를 뒤로 밀어내는 일을 방해하므로 주의합니다. 골반이 지면에서 들릴 때 엉덩뼈는 몸 뒤로 밀어내고 있어야 합니다. 그래야 그 힘의 반작용으로 두덩뼈가 하늘을 향해 올라갈 수 있습니다. 그리고 엉덩뼈 밖에서 큰볼기근은 엉치뼈와 결합해 엉덩관절을 당겨야 합니다. 이 수축이 엉덩정강띠까지 연결되어 결국 종아리를 뒤로 위치하게 하는 힘과 연결됩니다. 이 움직임 역시 몸 전체의 좌우 균형을 인지하고 조율합니다.

더 알아보기 전신을 확장하는 브릿지 자세

비둘기 자세

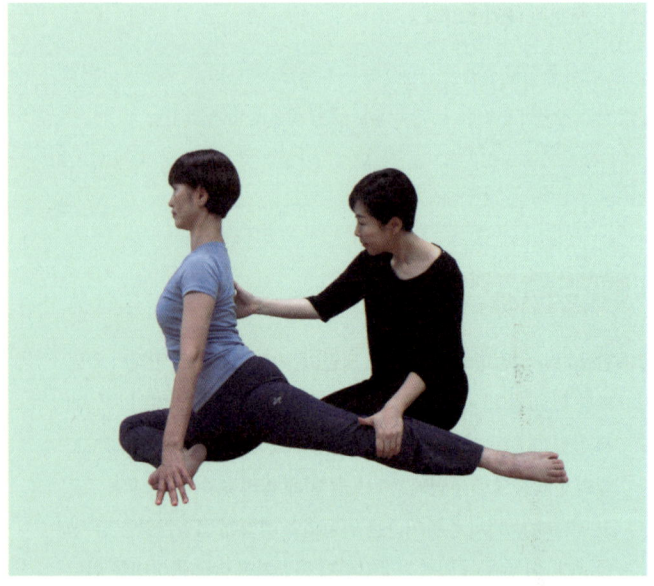

앞쪽 다리의 무릎을 구부리고 뒤쪽 다리는 뒤로 쭉 폅니다. 단순하게 다리만 펴는 동작이 아닌 몸 전체가 코어를 통해 연결되어야 합니다. 만일 코어의 뒷부분인 갈비뼈나 큰볼기근을 수축하지 않았을 경우, 무릎과 발등이 땅에 닿게 됩니다. 온

몸이 연결된 비둘기 자세는 엉덩관절에 관여하는 움직임이 있어야 합니다. 몸의 중앙에서 허리근과 엉덩근으로 작은돌기를 들어 올리고 폐쇄근으로 좌우 큰돌기를 당기는 것이 중요합니다.

엄마 다리 자세에서 다리 뒤로 펴기

❶ 왼쪽 다리를 뒤로 뻗는 경우 무게중심이 오른쪽 무릎과 허벅지에 쏠리지 않도록 앞에 있는 오른쪽을 먼저 신경 씁니다. 척추를 중앙에 두며 오른쪽 궁둥뼈결절로 바닥을 밀어냅니다.

❷ 다리를 뒤로 펴기 전에 먼저 앞을 향하는 에너지를 만듭니다. 폐쇄구멍과 두덩뼈를 바닥에서 들어 수평 앞을 향해 몸속에서 밀어내며 좌우 큰돌기와 모음근을 당깁니다.

❸ 앞을 향하는 갈비뼈의 힘을 유지해 몸통의 구조를 지킵니다.

❹ 앞으로 향하는 힘과 반대로 목뼈부터 뒤로 향해 위쪽 등뼈와 갈비뼈가 함께 목을 세워 줍니다.

❺ 아래쪽 등뼈를 멀리 뒤로 보내며 뒤쪽 겨드랑이까지 길게 뒤로 당깁니다. 등뼈의 가시돌기가 하강하며 갈비뼈와 함께 가로막도 하강합니다.

❻ 엉덩뼈를 몸속에서 밀어내며 작은돌기를 당깁니다. 그리고 큰볼기근의 좌우를 수축해 엉덩관절의 가쪽돌림을 만듭니다.

❼ ❻번의 힘에서 큰볼기근이 엉덩관절, 넙다리뼈 그리고 종아
리까지 중앙으로 당겨 줍니다. 그러려면 척추가 뒤를 향하는
길이가 길어져야 합니다.

❽ 위 조건이 충족되면 뒤로 편 다리의 무릎은 밖을 향하고 발
꿈치는 안을 향하게 됩니다.

비둘기 자세에서 양손 옆으로 들기

❾ 코어를 통해 앞뒤와 아래 위로 연결되고 꼭짓점을 앞과 뒤에
서 당기는 힘이 유지되면 손을 양옆으로 들어 봅니다.

tip. 한쪽으로 기울어지지 않도록 손을 들기 전에 중심을 유지하며 확
장하는 힘을 갖습니다.

❿ 앞뒤에서 양 겨드랑이를 당기면 그 사이로 팔꿈치가 멀어지
면서 양손을 듭니다.

마름모 코어 key point

가슴만 들고 힘을 주어 버티게 되면 코어를 통한 전신을 사용하기
어렵습니다. 골반의 폐쇄구멍과 두덩뼈가 앞으로 향해 가장 길고
멀리 나가는 에너지를 갖고 있고 두덩뼈보다 목뼈가 뒤에 위치할
수 있도록 반대로 향하는 힘을 유지합니다.

비둘기 자세는 앞과 뒤의 다리가 다른 모양을 갖고 있습니다. 하지
만 좌우 엉덩관절을 거쳐 중앙에서 뒤로 당기는 힘과 두덩뼈에서

좌우 모음근을 끄집어내어 중앙에서 앞을 향하는 힘의 크기는 같아야 합니다. 골반 속의 앞뒤 확장의 힘이 크고 길어야 합니다.

더 알아보기 비둘기 자세 심화

PRACTICE 11

엎드려 다리 들기

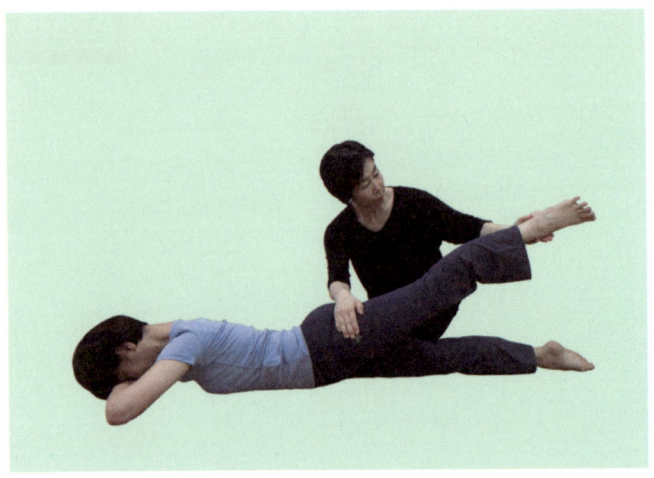

손은 이마에 대고 엎드린 후 한 다리씩 듭니다. 엎드려서 목부터 갈비뼈와 엉덩뼈를 몸 뒤로 밀어내며 엉덩관절을 통해 다리를 듭니다. 이 역시 척추 중심의 에너지를 가지고 코어 뒷부분의 좌우 응집된 에너지에 집중합니다. 그래서 엎드리는 준비 자세는 엄지발가락끼리 모인 상태가 아닌 발꿈치끼리 모인 상태가 되어야 합니다. 좌우 한 다리씩 올린 후 두 다리를

동시에 들면서 손을 앞으로 펴 양손과 양발을 동시에 들어 봅니다.

엎드려 준비하기

❶ 손을 이마에 대고 엎드린 상태에서 몸통의 앞뒤 확장으로 양쪽 겨드랑이를 앞뒤로 당깁니다. (주의. 어깨가 솟거나 라운드 숄더 상태가 되지 않도록 해야 합니다.)

❷ 골반 또한 앞뒤 확장을 거쳐 궁둥뼈결절이 다리 쪽을 향하게 합니다.

❸ 넙다리뼈의 가쪽돌림으로 정강이는 열리고 종아리는 중심을 향해 모아져 발꿈치끼리 마주 봅니다.

엎드려 다리 들었다가 내려오기

❹ 다리를 들기 전에 앞을 향하는 에너지를 먼저 가집니다. 엎드려 있지만 복장뼈와 두덩뼈가 중앙에 위치하는지 확인합니다.

❺ 뒤로는 목뼈에서 꼬리뼈까지 앞세로인대를 통해 몸속에서 밀어냅니다. 어깨뼈 위쪽 갈비뼈는 목뼈를 향하고, 어깨뼈 아래 갈비뼈는 엉덩뼈와 같이 몸속에서 하늘을 향해 밀어 줍니다.

❻ 올라가지 않는 쪽 다리가 기준이 됩니다. 올라가지 않는 쪽 엉덩뼈를 몸속에서 뒤로 밀며 엉덩근으로 작은돌기를 당깁

니다. 올라가는 다리도 엉덩근을 수축합니다.

❼ 척추 중앙에서 좌우 큰볼기근으로 큰돌기를 거쳐 정강이 바깥쪽을 당겨 줍니다. 장딴지근으로 아킬레스힘줄을 거쳐 발바닥까지 당기며 들어 줍니다.

❽ 사방으로 확장하는 힘을 유지하며 골반 앞쪽에서 모음근들을 바닥으로 당기며 내려옵니다.

슈퍼맨 자세

❾ 코어의 압력으로 앞을 향하는 힘을 우선으로 하고 코어 뒷부분에서 발을 향해 끌고 내려오는 힘과 머리를 향해 올라가는 힘을 교차합니다.

❿ 여섯 개의 꼭짓점을 아래로 팽팽히 당기며 아래팔과 아랫다리를 멀리 뻗어 내며 들어 올립니다.

⓫ 코어에서 위팔과 엉덩관절을 당기는 힘을 이기고 아래팔과 아랫다리는 더 멀리 뻗어 나갑니다.

⓬ 내려올 때는 뒤로 향하는 힘을 유지하고 몸 앞에서 끌고 내려오는 힘을 사용해 천천히 내려옵니다.

마름모 코어 key point

엉덩이나 항문 그리고 배에 힘을 주고 견디지 않는 것이 중요합니다. 상체와 하체의 에너지가 교차하지 못할 뿐 아니라, 오히려 어깨와 목에 힘이 들어가게 되기 때문입니다. 사방으로 확장하는 힘으로 유지 시간과 균형을 조율합니다.

더 알아보기 누워서 다리 들기(레그레이즈)

코브라 자세

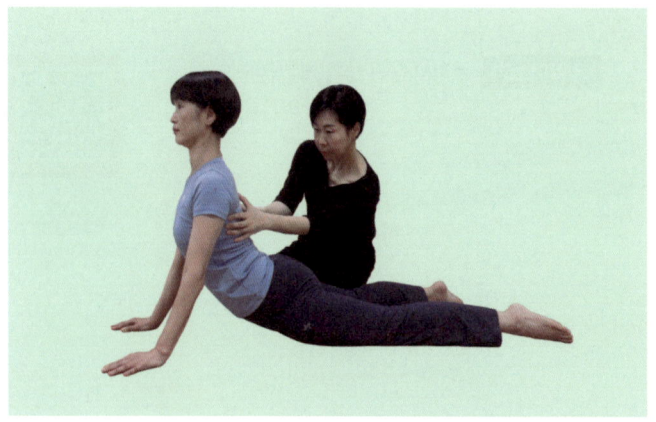

엎드렸다가 척추를 뒤로 밀고 올라와 니은의 형태로 몸이 세워지는 자세입니다. 이 자세는 전신을 연결해 선으로 쓰기 때문에 가슴부터 들지 않는 것이 관건입니다. 엎드린 자세에서 '척추를 뒤로 미는 힘'을 이용해 골반에서부터 순차적으로 올라오면서 가슴이 저절로 들려지게 되는 것을 느껴야 합니다. 이 움직임에서는 '척추를 중심으로 하여 좌우를 당겨 오는 힘'이 필수입니다. 이 힘 덕분에 척추가 세로로 길어질 수 있기 때

문입니다.

준비 자세

❶ 엎드린 자세에서 손은 가슴 옆에 둡니다. 골반과 몸통을 속
근육에서부터 앞뒤 확장하고, 겉근육으로 엉덩관절과 양 겨
드랑이를 앞뒤로 당겨 몸통의 구조가 잘 유지될 수 있도록
합니다.

❷ 등뼈부터 끌고 내려온 힘은 가로막과 궁둥뼈결절을 발 쪽으
로 향하게 합니다. 골반의 앞뒤 확장은 열린 골반으로 넙다
리뼈를 가쪽으로 회전하고 정강이를 열어 줘 엄지발가락은
멀리하고 발꿈치는 마주 봅니다. 아랫다리는 뒤로 쭉 밀어냅
니다.

올라오는 힘 만들기

❸ 궁둥뼈결절을 발 쪽으로 더 강하게 밀어내고, 반대로 폐쇄구
멍, 가지, 두덩뼈를 수평 앞으로 길게 밀어냅니다. 이 힘과 저
항해 꼬리뼈를 뒤로 밀어내며 엉덩뼈도 같이 밀어내 작은돌
기를 당깁니다.

❹ 엉덩허리근이 작은돌기를 당기면 당길수록 볼기뼈에서 큰돌
기를 당기는 힘이 좋아집니다.

❺ 꼬리뼈, 엉치뼈, 허리뼈, 등뼈 순으로 엉덩뼈와 함께 갈비뼈
를 뒤로 밀어냅니다. (주의. 가로막이 궁둥뼈결절과 함께 발 쪽
을 향하는 힘이 없어지면 허리가 집힐 수 있습니다. 그러면 상체

가 더 이상 세워질 수 없습니다.)

❻ 허리뼈부터 뒤쪽 갈비뼈 12개를 순차적으로 밀어냅니다. 가로의 힘은 깔대기처럼 아래를 향하고 척추의 뭇갈래근을 거쳐 어깨 위에서 상승해 목을 세워 주는 힘이 됩니다.

머리 넘기기

❼ 목을 세워 주는 동작까지 무리 없이 연결되었다면 머리를 뒤로 넘길 수 있습니다. 단, 머리를 넘길 때는 뒤통수부터 넘기지 말고, 등뼈와의 연결 속에서 뒤로 넘깁니다.

tip. 머리는 알사탕이라기보다는 막대 사탕의 이미지를 갖고 있어야 합니다. 어깨뼈 사이 위로 올라가는 등뼈가 막대기가 되어 머리와 연결된 것입니다. 그래서 머리를 넘길 때는 등뼈부터의 각도 조절이 필요합니다.

❽ 안정적으로 넘어가기 위해서는 앞뒤의 가로로 멀어지는 마름모의 형태를 유지하고 있어야 합니다. 수평과 수직의 마름모 코어의 에너지가 새지 않고 유지되도록 근육의 방향을 잘 설정하고 조절합니다. 팔꿈치는 몸에 계속 붙여 둡니다.

내려오기

❾ 뒤와 아래로 당기는 힘을 유지하고 골반 앞쪽에서 넙다리와 다리를 연결하며 배와 가슴 순으로 천천히 땅에 닿습니다. 앞과 뒤에서 양 겨드랑이를 당기고 있기 때문에 팔꿈치는 계속 몸에 붙어 있습니다.

마름모 코어 스트레칭

마름모 코어 key point

손으로 바닥을 밀면서 팔꿈치는 벌어지고 어깨가 올라가며 이 동작을 시작하는 경우가 많습니다. 그런 경우 대부분 얼굴과 턱을 들며 상체부터 올라옵니다. 갈비뼈나 어깨 모두 세로의 힘으로 위를 향하지 않습니다. 이들 모두 척추 중심에서 가로로 당기는 힘에 의해 조율됩니다. 가로로 향하지 못하고 세로로 향하는 움직임은 압력이 빠지게 하고 이 상태에서 어깨가 올라가면서 무리하게 허리를 사용하면 다치기 쉽습니다. 몸에서 위팔을 당기면서, 팔꿈치에서 손목을 통해 바닥을 밀어내도록 합니다.

더 알아보기 어깨가 개입되지 않는 코브라 자세

에필로그

바른 정렬이 아닌 상태로 춤을 췄던 시절, 많이 다치고 아팠습니다. 슬럼프로 자존감은 떨어지고 전공은 부끄러움이 되었습니다. 문제는 신체적 구조에서 왔음을 깨닫고 해법을 찾았지만, 얻을 수 있는 대답은 추상적인 언저리에 머물렀습니다. 실체가 궁금했고 바른 구조는 근육의 결과 상관있다는 구체적인 답을 찾게 되었습니다. 20년을 넘게 깊이를 더했습니다. 그리고 생명력이 있는 근육은 마름모 형태를 갖는 것에 착안해 마름모 코어가 탄생하게 되었습니다.

『마름모 코어 스트레칭』의 핵심을 한 문장으로 요약하면 이렇습니다. "앞뒤와 아래위로 뻗어 나가는 마름모 형태의 에너지가 몸을 지탱하는 진정한 코어 에너지다." 이 코어 에너지는 단순히 바르게 서기 위한 필요조건을 넘어, 전신으로 확장되고 이어지는 힘입니다.

무엇보다 중요한 것은 근육의 방향성과 구조를 이해하는 일입니다. 많은 사람들이 '운동을 하면 코어가 강화되고 몸이 바로 선다.'고 생각하지만, 오히려 그 반대입니다. 코어를 회복하고 바르게 설 수 있어야 비로소 운동이 가능하다는 것이 올바른 순서입니다. 몸을 바로 세우지 못한 상태에서 운동을 이어 가면, 근본적인 안정은 얻을 수 없고 부상 위험만 커집니다. 따라서 코어 근육의 방향과 관계, 그 정렬을 먼저 이해하고 회복하는 과정이 반드시 선행되어야 합니다.

결국 '몸을 곧게 세우는 일은 운동의 결과가 아니라, 운동의 전제'라는 인식이 널리 퍼지기를 바랍니다. 마름모 코어 스트레칭의 개념들이 이 순서를 회복하는 데 밑거름이 되고, 움직임에 있어 본질을 되찾는 길잡이가 되기를 소망합니다.

만약 책만으로 이해하기 어렵다면, 유튜브 채널 '마름모 코어 스트레칭 / 짓댄스'의 영상을 참고하며 낯선 해부학 용어나 고유수용감각에 조금씩 익숙해지기를 바랍니다.

이 책이 나오기까지 응원해 준 사랑하는 남편 신승준과 딸

정윤, 그리고 30년을 함께하며 모델로 도움 준 제자 박은정에게 고마움을 전합니다. 또한 출판할 수 있도록 기회를 준 출판사에 감사드립니다. 그리고 무엇보다 나의 삶을 인도하시고 마름모 코어를 깨닫는 지혜를 주신 하나님께 감사드립니다. 주님께 모든 영광을 드립니다.

마름모 코어 스트레칭

1판 1쇄 찍음 2025년 9월 15일
1판 1쇄 펴냄 2025년 9월 24일

지은이 | 권혁미
발행인 | 박근섭
책임편집 | 정지영
펴낸곳 | 판미동

출판등록 | 2009. 10. 8 (제2009-000273호)
주소 | 06027 서울 강남구 도산대로 1길 62 강남출판문화센터 5층
전화 | 영업부 515-2000 **편집부** 3446-8774 **팩시밀리** 515-2007
홈페이지 | panmidong.minumsa.com

도서 파본 등의 이유로 반송이 필요할 경우에는 구매처에서 교환하시고
출판사 교환이 필요할 경우에는 아래 주소로 반송 사유를 적어 도서와 함께 보내주세요.
06027 서울 강남구 도산대로 1길 62 강남출판문화센터 6층 민음인 마케팅부

판미동은 민음사 출판 그룹의 브랜드입니다.